Katarina Michel und Peter Michel
12 Gesetze der Heilung
Die Hintergründe von Gesundheit und Krankheit

Katarina Michel und Peter Michel

12 Gesetze der Heilung

Die Hintergründe von Gesundheit und Krankheit

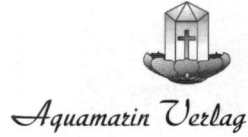
Aquamarin Verlag

ISBN 978-3-89427-560-0

2. Auflage 2011
© 2011 Aquamarin Verlag GmbH
Voglherd 1 • D-85567 Grafing
www.aquamarin-verlag.de

Umschlaggestaltung: Annette Wagner
unter Verwendung von © ag visuell #14807331 – fotolia.com

Druck: Bercker • Kevelaer

Inhalt

„Pythagoras sagte, die göttlichste Kunst sei die des
Heilens. Wenn die Kunst des Heilens die göttlichste ist,
muss sie sich ebenso mit der Seele wie mit dem Körper
beschäftigen, denn kein Geschöpf kann gesund sein,
solange der höhere Teil in ihm krank ist."

– APOLLONIUS VON TYANA –

„Jesus aber wandte sich um, sah sie und sprach:
„Mut, Tochter, dein Glaube hat dir Heilung gebracht."
Und die Frau war geheilt von jener Stunde an."

– MATTHÄUS 9, 22 –

Vorwort von Ruediger Dahlke

Seit drei Jahrzehnten fasziniert mich das Thema Heilung. Bei einem Arzt kein Wunder, könnte man meinen. Aber gerade Mediziner wissen heute am wenigsten über Heilung. Im Studium habe ich viel über Reparatur und die Unterdrückung von Symptomen gelernt, aber gewiss nicht, was heilen bedeutet, und schon gar nicht, wie es sich bewerkstelligen ließe. Später, als Arzt, der sich von der Schulmedizin lösen konnte, ohne sie zu vergessen, habe ich viele wirkliche Heilungen bezeugen dürfen an der Seite von Patienten, die sich mutig ihrem Schatten in der Reinkarnations-Therapie stellten. Aber es gab nicht den einen Weg zur Heilung schlechthin, schon gar nicht den einen auf alle übertragbaren Trick, wie sich Heilung erzwingen ließe. Sie kann geschehen, wenn viele Vorbedingungen erfüllt sind.

Das Verdienst des vorliegenden Buches von Katarina und Peter Michel liegt darin, diesen nachzuspüren und die Gesetzmäßigkeiten zusammenzustellen, deren Erfüllung Heilungen ermöglicht. Weit davon entfernt, Patentrezepte anzubieten, widmet es sich der ganzen Bandbreite des Themas. In der Beschreibung der „12 Gesetze" kommt es seinem Ziel näher, als ich es sonst bei dickeren Büchern mit diesem hohen Anspruch erlebt habe. Das liegt an der Breite des Wissens und damit des Ansatzes, aus dem die Autoren zu schöpfen wissen.

Katarina und Peter Michel versammeln viele große Gedanken
in diesem Buch, das über sich hinauswächst und den Leser auch
genau dazu anregt. Dabei ist es wirklich schwer, Gesetzesbücher
anregend zu schreiben, wie ich gerade bei „Schicksalsgesetze –
Spielregeln des Lebens" erlebt habe. Den Autoren aber gelingt
es, u.a. indem sie uns viele spannende Spuren nahebringen, die
weiter zu verfolgen lohnen würde – von Christus über Krishnamurti bis zu Hans-Peter Dürrs Ansätzen zur Heilung aus der
Quantenphysik.

Mich persönlich hat besonders der Vorschlag beeindruckt, den
aufgeklärten Humanismus nunmehr in einen *spirituellen* Humanismus übergehen zu lassen. Das könnte unsere Lösung sein, denn
der Humanismus der Aufklärung hat uns genau dahin gebracht,
wo wir heute sind, in eine verkopfte Welt voller Widersprüche
und unlösbar scheinender Probleme. Die Rationalisten, die dieses Weltbild hervorbrachten, sind dem Polaritätsgesetz aufgeses-
sen und haben uns tief in die Irrationalität geführt. In Bezug auf
unser Thema Heilung müssen wir feststellen, Krankheitsbilder
nehmen nach Zahl und Betroffenen zu. Mediziner vermehren sich
wie Karnickel, und Heilung ist in der Schulmedizin als Thema
gar nicht mehr präsent. Man unterdrückt, was geht – die akuten
Krankheitsbilder der ersten Lebenshälfte – und kaschiert, was
nicht mehr zu unterdrücken ist, die chronischen Krankheitsbilder
der zweiten Hälfte. Die Rationalität der Aufklärung ist tatsächlich
dem eigenen Anspruch nie gerecht geworden, irrationaler als die
Menschen der Moderne kann man sich eigentlich kaum mehr
verhalten. Und das Ergebnis ist zutiefst inhuman. Ein spiritueller Humanismus, der sich von Anfang an des „Schattenprinzips"
bewusst wäre, erscheint da als verlockende Lösung.

Und Katarina und Peter Michel tragen schon zum Entstehen eines solchen spirituellen Humanismus bei, wenn sie einerseits das Thema Heilung als Ziel unseres Lebens von allen Seiten beleuchten, und andererseits die Sackgassen der Eso-Szene ohne Häme, aber sehr direkt ansprechen. Dies zeigt auf, warum die Positiv-Denker, Affirmationsakrobaten und Besteller beim Universum, die so gern mit Heilung hausieren gehen, keine Chance haben. Und schlimmer noch, warum vor allem auch die Millionen, die auf sie hereinfallen, keine haben können.

Deutlich wird aber auch, dass der Gegenpol zum positiven Denken nicht etwa negatives Denken ist. Weder im Verdrängen noch im Verehren des Schattens liegen Chancen, sondern darin, über ihn hinauszuwachsen in Freiheit und in Liebe.

Während die Gesund-Zauberer vom magischen Weltbild ausgehen, das vom „Ich will" geprägt ist, zeigen die Autoren, wie Heilung nur vom Gegenpol kommen kann, wo der Mystiker demutsvoll dem „Dein Wille geschehe" folgt.

Nach drei Jahrzehnten Beschäftigung mit der Be-Deutung von Krankheitsbildern im Sinne von „Krankheit als Symbol" kann ich jedes der „12 Gesetze" bestätigen und natürlich auch den gedanklichen Ausgangspunkt, dass Krankheit ein *aus der Ordnung fallen* ist und Heilung also ordnen muss. Krankheit ist Unordnung, Heilung die Rückkehr zur Ordnung, zur Mitte. Medi-zin und Medi-tation wollen dorthin führen. Das Heil-Mitte-l, früher Re-Medium, kannte nur dieses Ziel, zurückzubringen zur Mitte. Heute haben wir mehr Mittel denn je, aber kein Gefühl mehr für die Mitte.

Dieses Buch aber lässt sie wieder anklingen, denn alle Gesetze beziehen sich darauf und kreisen um die Mitte. Besonders schön finde ich, wie sich die Autoren an keinem Punkt scheuen, die letzten Ergebnisse moderner Quantenphysik mit den tiefen und großen Wahrheiten der Religionen zu verbinden und – für mich berührend – besonders der christlichen.

So habe ich das Buch gern und mit Gewinn gelesen. Es kreist das Thema wundervoll ein und bereichert den Leser, indem es ihm den ursprünglichen Gedanken von Heilung, den die Schulmedizin vergessen und verraten hat, näherbringt. Das ist sehr viel für ein Buch, mehr, als man erwarten kann.

Ruediger Dahlke, 11.1.11 in Seminyak, Bali

(www.dahlke.at)

Einleitung

„Warum gerade „zwölf" Gesetze? Könnten es nicht auch elf oder dreizehn sein?" Diese Frage ist natürlich berechtigt; und in der Tat gibt es keinen zwingenden Grund, warum dieses Buch von den „Zwölf Gesetzen der Heilung" handelt. Es gibt keine wie auch immer geartete geistige „Botschaft" oder gar irgendeine Form von „Offenbarung", die uns zu dieser Zahl geführt hat. Die nachstehenden „Gesetze" sind das Ergebnis von vielen Jahrzehnten Studium, von einem reichen Erfahrungswissen sowie von sorgfältiger Prüfung und Abwägung. Keines dieser Gesetze steht isoliert, sondern sie fügen sich zusammen zu einem geistigen Kosmos, erklingen gleichsam als eine „Heilungs-Sinfonie".

Bei der sorgfältigen Lektüre wird unschwer erkennbar sein, aus wie vielen verschiedenen Traditionen sich die „Zwölf Gesetze" speisen. Von der „Tabula Smaragdina" des Hermes Trismegistos führt der Weg beispielsweise zu Parmenides, einem der Gründerväter der griechischen Philosophie, und er endet mit der Huna-Lehre oder den Gedanken des revolutionären Weisen Krishnamurti. Manche der Gesetze wurden nicht einmal explizit formuliert, um das Thema Krankheit und Heilung zu beschreiben, sondern sie stellten und stellen eine so grundlegende kosmisch-menschliche Wahrheit dar, dass auch dieses Thema darunter einzuordnen ist.

Die Ursachen von Krankheit und Gesundheit können nicht isoliert betrachtet werden; so geht schlimmstenfalls ein Behandler
vor, der eine agnostische, materialistische und atheistische Medizin vertritt. Auf der Grundlage eines spirituellen Menschenbildes,
dem wir uns verbunden fühlen, wird die Verbindung von Mikrokosmos und Makrokosmos eine herausragende Rolle spielen. Alles klingt mit allem zusammen. Niemand steht allein und kann
nur für sich betrachtet werden. Hinter dem uralten Mysterium
aller Heilung steht ein unerschütterbares Gesetz, das einen Namen
trägt – ORDNUNG. Ein Wort, das nur die deutsche Übersetzung
des griechischen Begriffes KOSMOS beinhaltet. Alles, was aus
der Ordnung, nämlich der Ordnung der Welt, herausfällt, wird
zum Chaos und letztlich zur Krankheit. In diesem tieferen Sinn
ist Krankheit also ein „Herausgefallensein aus der Ordnung". Die
umfassenden Hintergründe dieser Aussage sollen in den folgenden zwölf Kapiteln aufgezeigt werden.

Wenn, im Umkehrschluss, nur die Wiederherstellung der ORD-
NUNG wahre Gesundheit bewirken kann, dann lässt sich verstehen, dass ein Freiwerden von Krankheitssymptomen noch lange
nicht die wirkliche Gesundheit wiederherstellt. Es mag manchen
verwundern, aber der Satz „Wer heilt, hat recht" stellt leider nicht
die Wahrheit dar. Es gibt die unterschiedlichsten Wege und Methoden, um einen Menschen von Krankheiten zu befreien, sie
müssen deswegen noch lange nicht zu wahrer Gesundheit führen. Ein großer LEHRER führt in dem Meisterwerk „Der Pfad
der Heilung" aus, warum Heilung nicht immer erfolgen „darf"
und deshalb auch nicht eintreten sollte: „Die Persönlichkeit hat
die besondere Lektion nicht gelernt, die zu lehren die Krankheit
geschickt worden war. Denn da so viele Krankheiten und Tragö-

dien ein Symptom für einen tieferen Zustand von Disharmonie und Ungleichgewicht sind, würde die Persönlichkeit, falls eine Heilung erfolgte, ehe diese tiefere Ursache erkannt und beseitigt worden wäre, ähnliche Störungen nur zu einer anderen und vielleicht ungünstigeren Zeit durchleben müssen."[1]

Es ist eines der bemerkenswertesten Phänomene der Geschichte, dass alle wirklich großen Heiler immer wieder darauf hingewiesen haben, welche entscheidende Rolle der Erkrankte selbst zu seiner Heilung beizutragen hat. Daher prägte auch der Größte unter ihnen den Satz: „Dein Glaube hat dir geholfen!" Dieser Hinweis hat uns in unserer Arbeit stets geleitet. Aus diesem Grund finden sich auf den folgenden Seiten auch keine einfachen „Howto-do-Tipps" oder Ratschläge zur Bekämpfung der kleinen oder größeren Erkrankungen des Alltags. Es geht uns vielmehr um die Grundlagen von Gesundheit und Krankheit. Wer sie nicht verstanden hat, wird letztlich nicht über die Ebene der Symptom-Bekämpfung hinausgelangen.

Der Text ist so aufgebaut, dass zuerst das GESETZ genannt wird. Anschließend werden sein Ursprung und seine Bedeutung erklärt. Darauf folgen mögliche Anwendungen im Leben des Menschen und als Letztes ein sogenanntes „Schlüsselwort", das zu einer gleichsam mantrisch-meditativen Bearbeitung des behandelten Gesetzes einlädt.

Obwohl auf dem Titel dieses Buches das Wort „Gesetze" steht, liegt uns sehr daran, dass dieses Buch nicht als „Gesetzbuch" verstanden wird. Es ist von unserer Seite nicht so konzipiert, und wir wären dankbar, wenn es auch seitens unserer Leserschaft

---

1   H.K. Challoner, Der Pfad der Heilung. Grafing 2005, S.86

nicht so verwendet würde. Mögen wir alle von den nachstehenden weisen Worten geleitet werden, die noch einmal dem „Pfad der Heilung" entnommen sind: „Erinnere dich daran, dass du das, was du als die Wahrheit ansiehst, anderen nie auf dogmatische und zu entschiedene Art aufdrängen darfst. Es gibt ebenso viele Pfade zur Weisheit wie Individuen; es heißt doch, jeder Mensch sei sein eigener Weg. Entdecke durch einfühlende Identifikation den spezifischen Weg des Leidenden und hilf ihm, die Wahrheit darüber herauszufinden, doch versuche nie, ihn auf deinen Weg zu drängen. Wenn du das Gefühl hast, er sei bereit, einen anderen als seinen eigenen Weg zu suchen, so biete ihm das an, was du ihm zu geben können glaubst."[2]

---

2   Ebd., S.153

DIE GESETZE

Das erste Gesetz

WIE INNEN – SO AUSSEN

Dieses Gesetz entstammt der uralten „Tabula Smaragdina", der „Smaragdtafel" des Hermes Trismegistos, des Begründers der ägyptischen Mysterientradition. Für unseren Zweck spielt die exakte historische Datierung der geheimnisvollen Gestalt des Hermes keine entscheidende Rolle. Es ist jedoch faszinierend, bereits vor rund viertausend Jahren ein uraltes Wissen zu finden, das bis heute tiefe Bedeutung besitzt. Nicht von ungefähr spricht man im Zusammenhang damit vom „hermetischen Wissen", um bis in die Gegenwart auf seinen ehrwürdigen Begründer hinzuweisen.

Die „Smaragdtafel" enthält noch weitere tiefe Lehren, wie das bekannte „Wie im Großen, so im Kleinen" oder „Wie oben, so unten". Manches, was den eingeweihten Priestern Ägyptens schon vor Jahrtausenden bekannt war, erschließt sich den Menschen der Neuzeit erst durch die Erkenntnisse der modernen Quantenphysik. Dies gilt auch für jene hermetischen Lehren, die sich mit dem Thema Heilung befassten.

„Wie innen, so außen" bezieht sich auf die Dualität und das „Spiegelgesetz". Geschehnisse, die sich im Inneren des Menschen abspielen, wirken auf seine äußere Form. Dies betrifft sowohl psychische als auch körperliche Phänomene. Solange das Individuum inkarniert ist, wirken die inneren Prozesse auf die physische Hülle ein – und umgekehrt. Wenngleich in den meisten Fällen die Zielrichtung von innen nach außen geht und bei den von außen erfolgenden Einwirkungen auf das geistig-seelische Wesen die Frage des „Schicksals" eine entscheidende Rolle spielt. Nicht von ungefähr deutet ein weitsichtiger Arzt wie Ruediger Dahlke, der wegweisende Veröffentlichungen über „Organsprache" und „Spiegelgesetze" verfasst hat, das Wort Schicksal als „schick-sal", also zum „Heil" (salus) geschickt.

Wofür steht das „innen" in der Lehre des Hermes? Zweifelsfrei für das eigentliche Wesen des Menschen, das wir heute mit „Ich-Bewusstsein", mit „Selbst" oder mit dem „Ich-Bin" umschreiben können. Ausdrücke, die sich auch in allen spirituellen Traditionen in Ost und West wiederfinden. Um die seelische Entwicklungsperspektive hervorzuheben, verwendet Rudolf Steiner den Ausdruck „Bewusstseinsseele" und meint damit die sich aus der innersten Mitte, mittels des wahren, unsterblichen „ICH", zu einem göttlichen Wesen entfaltende Individualität. Dieses wahrhaftige „innere Wesen" ist die entscheidende Steuerinstanz bei allen Prozessen, welche den Menschen betreffen – und somit auch bei jenen, die für seine Gesundheit bedeutsam sind.

Es wird sich nachstehend noch zeigen, in wie vielen Facetten sich das innere Wesen ausdrückt, durch Wünsche und Begierden, durch Gedanken und Gefühle, durch Ehrgeiz und Selbstlosigkeit, durch Idealismus und Machtgier, um nur einige Aspekte zu benennen. Jeder spielt jedoch eine entscheidende Rolle im Zusammenhang mit der Gesundheit. Das Gesetz „Wie innen, so außen" stellt die alles übergreifende Gesetzmäßigkeit dar, wonach die innere Ausrichtung die äußere Verfassung gestaltet, prägt und bestimmt.

Wer dem Leben ein „Ja" schenkt, wird diese Bejahung auch durch seine Körpersprache und durch sein Befinden zum Ausdruck bringen. Und das LEBEN wird ihm ein „Ja" zurückschenken. Wer dagegen dem Leben ein „Nein" entgegenruft, wird auch dies durch seine Körpersprache und sein Befinden zum Ausdruck bringen. Und das LEBEN vermag ihm sein „Ja" nicht zu schenken, weil es durch sein „Nein" zurückgewiesen wird. Nicht das LEBEN – das Wort kann auch durch Geist, Sinn oder Gott ersetzt werden – verweigert sich dem Menschen, sondern er verschließt sich vor IHM.

Ein Selbst, ein Ich-Bewusstsein, das sich vom Leben abwendet oder zurückzieht, wird irgendwann durch eine Krankheit angerufen, mit der Botschaft: „Kehre um! Du bist auf einem falschen Weg!" Je nach der Art und Weise, wie der betreffende Mensch vom WEG abgeirrt ist, kann die Krankheit sich auf der inneren Ebene zeigen, in unserer Zeit beispielsweise durch die Depression, oder sie wählt einen Unfall beziehungsweise eine körperliche Erkrankung.

Es ist die Tragik der modernen Medizin, dass sie, bei allen Fortschritten im technologischen Bereich, noch auf einem Status völliger Unkenntnis hinsichtlich des inneren Wesens des Menschen verharrt. Wer einen Erkrankten wie eine defekte Maschine betrachtet, der behandelt ihn auch so. Reparatur, Ersatzteilwechsel, neues Öl oder im schlimmsten Fall ein neuer Motor. Funktioniert die „Maschine" dann wieder, war der Mechaniker auf dem rechten Weg, im gegenteiligen Fall lag ein handwerklicher Fehler

vor (wird selten zugegeben!) oder (der Regelfall) die Maschine
war einfach irreparabel.

Doch es kommt noch schlimmer! Um die eigene Position nicht
zu hinterfragen, wird seitens der sich so 'rational' gebenden Medizin auch noch vehement auf jeden eingeschlagen, der eine andere,
sprich spirituelle Position vertritt. Man möge sich die Schwierigkeiten von Ärzten wie Elisabeth Kübler-Ross oder Ruediger
Dahlke anschauen, die Jahrzehnte benötigten, um wenigstens von
einem kleinen Teil ihrer Zunft akzeptiert zu werden. Die Fraktion
der materialistischen Mediziner oder Pharmakologen müsste sich
einmal ohne jede Ausflucht die Alternative der Weltbilder vor Augen führen: Entweder ist alles reiner Zufall oder es fällt nicht ein
Haar vom Haupte eines Sperlings, ohne dass es Gottes Wille ist.
Jeder Mensch steht in jedem Augenblick seines Lebens vor dieser
Wahl. Welche Wahl auch immer er trifft, er sollte die Position
der anderen Seite respektieren. Es muss endlich ein Ende haben,
dass Geistheiler, Homöopathen oder zahllose ernsthaft arbeitende
Alternativmediziner von der orthodoxen Medizin, mit Verweis
auf ihre „Unwissenschaftlichkeit", diskreditiert oder lächerlich
gemacht werden. Wer „innen" unsicher oder ängstlich ist, wird
„außen" jeden angreifen, der ihm diese Angst und Unsicherheit
spiegelt. Diese Gesetzmäßigkeit gilt schon seit den Tagen des
Hermes Trismegistos!

„Wie innen, so außen" verweist auch auf das Harmonie- oder
Ordnungs-Prinzip. Wer innerlich in Disharmonie lebt oder von
innerer Unordnung bestimmt wird, kann nicht wahrhaft gesund
werden. Gesundheit und innere Ordnung stehen in einem unmittelbaren Zusammenhang. Man kann bei einem Erkrankten zwar

jedes Organ auswechseln, aber man kann den inneren Menschen damit nicht verändern. Dies kann er nur selbst! Aus diesem Grund gilt das uralte Heilungsgesetz des Hermes auch noch im 21. Jahrhundert.

DIE ANWENDUNG

Ein Mensch, der in seinem Inneren unsicher, ängstlich, gehemmt, unentschlossen oder ratlos ist, wird das einem aufmerksamen Beobachter gegenüber nur schwer verbergen können. Die innere Einstellung und das innere Befinden drücken sich im Äußeren eindeutig aus. Mag durch gute schauspielerische Fähigkeiten sich ein Mensch mit schlechten Absichten noch den Anschein der Lauterkeit geben können, also den bekannten „Wolf im Schafspelz" spielen, so funktioniert dies nicht mehr hinsichtlich der Gesundheit. Man kann vielleicht die Augen vor einem Krankheitssymptom verschließen, doch werden sie über kurz oder lang schmerzhaft geöffnet werden.

Es gibt inzwischen zahlreiche ausgezeichnete Arbeiten über die „Organsprache" oder über die „Körpersprache", so dass hier nicht ins Detail gegangen werden muss, doch ein grundsätzlicher Überblick erscheint sinnvoll.

Sämtliche Statistiken der nationalen und der internationalen Gesundheitsbehörden belegen unzweideutig eine immense Zunahme dessen, was allgemein unter dem Stichwort „Psychosomatische Erkrankungen" geführt wird. Wenn wir die griechischen Worte ganz einfach übersetzen, dann ist also die Rede von „Seele-Körper-Erkrankungen". Wenn wir die Seele nach „innen" verlegen und den Körper begreiflicherweise als „außen" charakterisieren, dann ist das Gesetz des Hermes inzwischen auch bei der Weltgesundheitsorganisation angekommen!

Was bedeutet dies für die Praxis? Eine Studie über „psycho-somatische Schmerzpatienten" belegt, dass im Schnitt sieben bis acht Jahre vergehen, ehe ein Arzt die seelischen Ursachen für eine körperliche Erkrankung herausfindet. Erschreckend! Hier kann die Devise doch nur lauten: Nach innen schauen und selbst die Ursachen erkennen! Schon ein kurzer Blick auf die Volksweishei-ten könnte hilfreich sein: Da geht einem „etwas ans Herz"; oder jemandem „läuft vor Wut die Galle über"; einem anderen „schlägt etwas auf den Magen" und wieder andere „haben die Nase voll" oder „einen Kloß im Hals". Diese Hinweise werden noch immer viel zu selten beachtet.

Es kann heute vernünftigerweise niemand mehr einen Zweifel daran hegen, dass ein Beziehungs- oder Familien-Konflikt, der bereits lange andauert und scheinbar keine Lösung bietet, mittel-fristig zu einer schweren Erkrankung führt. Schulstress löst eben-so eine Reaktion im Körper aus wie Mobbing am Arbeitsplatz. Wer noch immer bestreitet, dass Eifersucht, Hass oder Gier die Ursachen für schwere Krankheiten sind, der mag Pillen aller Art verschreiben – der Erkrankte wird nicht gesunden!

Alles und jeder mag bestechlich sein, einer ist es ganz sicher nicht – der eigene Körper! Unsere physische Hülle ist der wich-tigste Indikator für ein inneres Fehlverhalten und somit ein treu-er Botschafter einer höheren Ordnung. Wer sich nicht die Zeit nimmt, um regelmäßig in der Stille nach innen zu lauschen, um die Botschaft seiner Seele zu vernehmen, der sollte zumindest auf die seines Körpers hören. Jede Erkrankung, selbst jeder Unfall, enthält eine Botschaft. Diese Botschaft muss keinesfalls für jeden Menschen die gleiche sein, deshalb sind allzu einfache Zuordnungen, wie beispielsweise „Niere = Angst" oder „Hals = Kommunikationsproblem", in der Regel problematisch. Jeder Mensch ist an sich ein faszinierender Mikrokosmos, der zudem mit dem ihn umgebenden Makrokosmos in einem lebendigen Austausch steht, so dass von vornherein deutlich wird, wie mannigfaltig das Gewebe an inneren und äußeren Beziehungen ist, die alle Auswirkungen auf unsere Gesundheit haben.

Ein achtsamer Mensch wird alle Zeichen, innere wie äußere, sorgsam betrachten und dann zu einer individuellen Schlussfolgerung kommen. Nur er selbst vermag alle Signale eindeutig wahrzunehmen und richtig zu deuten. Die moderne Biologie hat in ihrer spirituellen Ausprägung längst erkannt, dass der Körper über „intelligente Zellen" verfügt. Die INTELLIGENZ DES LEBENS wirkt also auch und gerade auf der feinsten Ebene des menschlichen Wesens. Diese Intelligenz gilt es, kreativ zu nutzen. Der Schlüssel dafür liegt „innen", im menschlichen Bewusstsein. Wenn die Außenwelt der Spiegel ist, dann ist der innere Mensch der Konstrukteur des Spiegels. Das, was gespiegelt wird, kann nur innerlich verstanden werden; denn der Spiegel ist ein völlig wertfreies und neutrales Instrument. Die Konstruktions- und Entscheidungsgewalt liegt im Inneren.

Die praktische Umsetzung des uralten hermetischen Gesetzes „Wie innen, so außen" besteht daher in einem Dreischritt:

1. Genau beobachten
2. Ehrlich eingestehen
3. Mutig umsetzen

Daraus leitet sich das Schlüsselwort ab:

ICH BIN AUFMERKSAM,
WAS MIR IN MEINEM LEBEN BEGEGNET,
UND VERSCHLIESSE NICHT MEHR DIE AUGEN
VOR DEM, WAS ICH INNERLICH
UND ÄUSSERLICH WAHRNEHME!

Das zweite Gesetz

ES GIBT KEINE GRENZEN

D as zweite Gesetz wurde in seinen Grundlagen erstmals von den großen Vorsokratikern formuliert. Für Anaximander (ca. 610-545 v.Chr.) war das „Apeiron" das unbestimmte Unendliche oder das unendlich Unbestimmte. Es war das grundlegende Seinsprinzip überhaupt. Einige Jahrzehnte später griff der größte Geist der griechischen Antike, Pythagoras, diesen Gedanken auf und setzte ihn als Gegenpol zu seiner Zahlenlehre: *Peras*, das Bestimmende, *Apeiron*, das Unbestimmte, Grenzenlose. Dies war eine der Geburtsstunden der abendländischen Philosophie. Trotz der späteren Dominanz der christlichen Kirche konnte die Idee des Grenzenlosen nie völlig unterdrückt werden. Als Giordano Bruno im 16. Jahrhundert die „Unendlichkeit der Welten" in seine Lehre aufnahm, gelang es der Inquisition noch, ihn am 17. Februar des Jahres 1600 auf den Scheiterhaufen zu schicken – danach war der Bann gebrochen. Die „Kopernikanische Wende" war vollzogen, der Gedanke einer grenzenlosen Welt hatte triumphiert!

Im 20. Jahrhundert war es dann vor allem die amerikanische „Neugeist-Bewegung", welche die Lehre von der Grenzenlosigkeit und der „Harmonie mit dem Unendlichen"[3] verstärkt aufgriff und auch auf das Thema Gesundheit und Heilung anwandte. In der

---

3 So Ralph Waldo Trine in seinem gleichnamigen Meisterwerk!

Neuzeit begegnen wir dem Gedanken in der „Huna-Lehre" des hawaiianischen Schamanismus, wo sie als „Zweites Prinzip der Heilung" verstanden wird: „Es gibt keine Grenzen!"[4]

Allen genannten Denkern oder Heilern war die Überzeugung gemeinsam, dass allein das menschliche Bewusstsein sich selbst Grenzen setze, was die Möglichkeit der Heilung anbelangt. Wer sich seiner eigenen Unbegrenztheit – als geistiges Wesen – bewusst wird, vermag alle nur scheinbaren Grenzen zu übersteigen und anscheinend Wunder zu bewirken. Wunder für sich selbst, aber auch für andere.

Was heute noch wunderbar erscheint, wird morgen schon in seiner geistigen Gesetzmäßigkeit erkannt. Ein amüsantes Beispiel aus der Geschichte mag dies belegen. Als erstmals ein Forscher einen Meteoriten, der auf die Erde gestürzt war, der Französischen Akademie der Wissenschaften vorlegte, wurde er verlacht und ausgeschlossen. Die Begründung seiner klugen Kollegen für diesen unberechtigten Schritt lautete: „Es können keine Meteoriten auf die Erde fallen, weil es im Himmel keine Steine gibt!" So einfach kann man es sich machen. Mit der gleichen Begründung werden heute geistige Heilungen, philippinische Geistchirurgen oder homöopathische Hochpotenzen durch große Kreise der „medizinischen Zunft" abgelehnt. Dabei ist sicher nur ein kleiner Prozentsatz argwillig und aus 'Futterneid' feindselig eingestellt, die weitaus größte Gruppe glaubt ernsthaft, die Menschheit vor 'Scharlatanen' retten und bewahren zu müssen. Sie denken einfach zu begrenzt! Die Grenzen ihres akademisch zertifizierten Medizinstudiums stehen der Wahrheitserkenntnis im Wege.

---

4   Vgl. dazu das ausgezeichnete Buch von Anne Devillard, Heilung aus der
    Mitte, Driedinger Verlag, Bad Essen 2009, S. 111 ff.

Die entscheidende Einsicht des Gesetzes „Es gibt keine Grenzen" besteht darin, die Einheit allen Lebens zu erfassen und damit über unbegrenzte Heilmittel zu verfügen. Ein ganzer Heilungskosmos steht dem Menschen zur Verfügung. Im „Pfad der Heilung" wird dies treffend beschrieben: „Wenn alles, das, auf welcher Ebene auch immer, manifest ist, aus einer einzigen Quelle stammt, eine teilweise Widerspiegelung oder Ausstrahlung irgendeines Aspektes einer GANZHEIT ist, so folgt daraus, dass jeder einzelne Teil in der vollsten Bedeutung dieses Wortes mit jedem anderen verbunden sein muss, und dass nichts in der Schöpfung außerhalb oder wirklich getrennt von dem sein kann, was *in sich selbst* einzeln und vollständig ist. Das bedeutet, dass vom Größten bis zum Kleinsten, vom Dichtesten bis zum Subtilsten alle von dem EINEN LEBEN durchtränkt sind, ja dieses Eine Leben in der Erscheinung *sind*, und dass sie daher in ihrer Essenz im göttlichen Schema der Dinge zusammenpassen müssen wie die einzelnen Teile eines Puzzles, wobei jedes in seiner *Realität* beiträgt zu der gesamten Bedeutung des Ganzen, jedes mit seiner bestimmten Rolle, die es in dem großen auftauchenden Muster zu spielen hat, in dem sich Gottes Wille manifestiert.

Es liegt nur an den Begrenzungen, die jedem Wesen auferlegt sind, wie umfassend sein Bewusstsein auch sein mag, durch die Tatsache, dass es sich selbst getrennt *fühlt*, dass es unfähig ist, das Geheimnis zu lösen, das dem Begriff von EINHEIT oder GANZHEIT innewohnt. Denn es könnte nur erkannt werden, wenn es bewusst mit dem GANZEN identifiziert würde."[5]

Dieses fehlende Bewusstsein von der Einheit und Grenzenlosigkeit des Lebens führt zu zwei entscheidenden Fehlhaltungen, die

---

5   Challoner, a.a.O., S.31

wiederum eine wesentliche Ursache zahlreicher Krankheitsbilder darstellen – Gier und Angst.

Wer begreift, dass er in der FÜLLE des Lebens sein Dasein hat, der wird niemals Mangel empfinden. Er benötigt kein größeres Haus, kein schnelleres Auto, keinen höher dotierten Job, keine andere Frau, keinen anderen Mann – und keinen Wunderdoktor. Jede Erfahrung, auch die schmerzliche, ist im Angesicht der Einheit des Lebens sinnvoll, weil gottgewollt. Das ist in gar keiner Weise zynisch gemeint, etwa im Sinne des „Du leidest, weil Gott es so will". Im Gegenteil liegt dieser Haltung eine tiefe Demut zugrunde, die im innersten Herzen versteht, mit welcher Weisheit und Liebe die göttlichen Gesetze die Welt regieren. Eine Krankheitserfahrung stellt stets einen Reifeprozess dar. Bei Kinderkrankheiten haben achtsame anthroposophische Ärzte sehr genau feststellen können, dass sie jeweils zur „Ich-Findung" dienten. Auch manche geistige Geburtsprozesse können mit heftigen Geburtswehen verbunden sein.

Was die Gier aufgrund des Mangelempfindens auf der einen Seite ist, bedeutet die Angst auf der anderen. Die Angst vor Krankheit, vor Armut, vor Arbeitslosigkeit oder vor unbekannten Gefahren. Dabei weiß jeder, der sein eigenes Leben aufmerksam betrachtet, zu welchem extrem hohen Prozentsatz das befürchtete Unheil *nicht* eingetreten ist. Bedauerlicherweise wird allerdings das „Angst-Kraftfeld", das ja kein geheimnisvolles oder unbekanntes Phänomen darstellt, von bestimmten Kreisen skrupellos ausgenutzt. Wenn man einer Gesellschaft die dramatischen Auswirkungen von BSE, Vogel- oder Schweine-Grippe vor Augen hält, dann darf man mit einiger Sicherheit davon ausgehen, dass die verängstigte Bevölkerung nach Schutz und Hilfe ruft. Und da haben wir ja etwas für Sie... .

Grenzen müssen nicht an sich der Auslöser für Krankheiten sein. Sie machen dort Sinn, wo sie etwa den eigenen Lebensraum oder die eigene Privatsphäre schützen. Ähnlich wie in der Quantenphysik, wo die Newtonsche Gesetze in der Makrowelt Sinn machen, während sie in der Mikrowelt nicht länger Anwendung finden, können Grenzen auf der Ebene der Persönlichkeit sinnvoll sein, während sie auf der Ebene der Seele schädlich wirken. Ein Individuum muss sich erst einmal selbst gefunden haben, um sich dann dem größeren Ganzen zu übergeben. Die Problematik der Gegenwart besteht darin, dass viele Menschen die Ebenen verwechseln und dadurch erkranken. Wer die FÜLLE der Geistigen Welt mit materiellem Reichtum verwechselt, der wird stets nach dem Mehr auf der irdischen Ebene verlangen – und dann am Mangel erkranken oder durch Über-Füllung an der Aufnahme des Lebensatems gehindert werden. Auf der Ebene der Persönlichkeit kann Fülle ein MANGEL sein, der zur Erkrankung der Seele führt, wenn die Fülle nicht zum Segen der Vielen verwandt wird. Auf der Ebene der Seele wird der Mangel, das Fehlen irdischer Anhaftungen, zur FÜLLE.

Alle großen Weisen lehrten, wie wenig es im Einklang mit dem göttlichen „Plan des Lebens" ist, Schätze auf Erden anzusammeln, da ja bekanntlich eher „ein Kamel durch ein Nadelöhr geht, als dass ein Reicher das Himmelreich sieht". Wer also die Erdenschwere ablegen möchte, um sich über alle Grenzen emporzuschwingen in eine höhere Welt, der darf sich nicht von der Materie versklaven lassen. Aber es fällt allzu vielen schwer, ihr Augenmerk von dem, was sie sehen, abzuwenden, und es auf das zu richten, was sie nicht sehen. Meister Eckhart drückte dies wundervoll in der „Botschaft Gottes an die Seele" aus: „Wenn Du mich um etwas bittest, kann ich Dir auch nur etwas geben. Wenn Du mich aber um gar nichts bittest, kann ich Dir alles geben!"

DIE ANWENDUNG

Wenn Gier und Angst Grenzen ziehen, zwischen der Persönlichkeit und der Seele, zwischen der Seele und Gott, dann kann
weder die Persönlichkeit noch die Seele wahrhaft gesunden. Da
die menschliche Freiheit unantastbar ist, muss es also zu einer
Veränderung in der Einstellung kommen. Diese Veränderung
ist eine entscheidende Voraussetzung für die Heilung. Caroline
Myss, eine der kenntnisreichsten und begabtesten Sensitiven und
Heilerinnen der Gegenwart, hat auf diese Gesetzmäßigkeit in ihrem Werk „Mut zur Heilung" hingewiesen. „Die Wahrheit ist,
dass Heilung und Veränderung ein und dasselbe sind. Sie setzen
sich aus der gleichen Energie zusammen, und wir können nicht
danach streben, eine Krankheit zu heilen, ohne zuerst zu prüfen,
welche Verhaltensmuster und Einstellungen in unserem Leben
geändert werden müssen. Sobald diese Muster bestimmt sind,
müssen wir etwas gegen sie unternehmen. Das erfordert Handeln,
und Handeln bewirkt Veränderung."[6]
  Der Titel des Buches macht zugleich deutlich, dass Handeln
auch Mut erfordert. Mut zum Leben.[7] Mut, Grenzen zu überschreiten, die es nur im Bewusstsein gibt, nicht aber im wirklichen Leben. Das fängt bei Kleinigkeiten an, etwa beim Aufgeben
schlechter Angewohnheiten, und endet beim Erwachen zu einem
grenzenlosen Bewusstsein ewigen Lebens. Daher darf man sich
nicht zufrieden zurücklehnen, wenn man vielleicht das Rauchen

---

6 Caroline Myss, Mut zur Heilung, München 2000, S.83
7 Vgl. dazu: Katarina Michel, Der Mutigen gehört die Welt, Grafing 2009

aufgegeben oder die Eifersucht überwunden hat. Dies sind vorrangig Veränderungen auf der äußeren Ebene. Die eigentlichen Veränderungen liegen tiefer. Sie betreffen lang gehegte Denkgewohnheiten liebgewonnene Traditionen oder das Festhalten an ausgrenzenden Überzeugungen. Alles, was auf einer inneren Ebene den Einzelnen vom Ganzen trennt, führt über kurz oder lang zu einer Erkrankung, weil es gegen das Gesetz von der EINHEIT DES LEBENS verstößt. Dieses Gesetz betrifft zudem Opfer und Täter. Der Täter muss um Verzeihung bitten, um gesund zu werden; das Opfer muss Verzeihung gewähren, sonst wird es im Leid verbleiben. Daraus wird deutlich, dass das Gesetz von der Einheit auch einfach als das „Gebot zur Nächstenliebe" umschrieben werden könnte.

Ein Erlebnis mit der vielleicht begnadetsten Geistheilerin der Vereinigten Staaten und Begründerin von „Therapeutic Touch", Dora Kunz, führte mir[8] dies dramatisch vor Augen. Sie bat mich, anlässlich eines Besuches in New York, sie bei einer Geistheilungs-Behandlung in den Räumen der Theosophischen Gesellschaft in Manhattan zu begleiten. Es war immer ein Geschenk, dieser zierlichen kleinen Frau, deren innerer Dynamik kaum jemand gewachsen war, bei ihren Behandlungen assistieren zu dürfen. Eine ihrer Patientinnen war eine seit Jahren schwer an Krebs erkrankte Frau, die ohne die monatlichen Behandlungen wahrscheinlich nicht mehr am Leben gewesen wäre. Sie konnte nur mühsam gehen, aber Dora Kunz bat sie in Behandlungspausen immer wieder, an meinem Arm ein paar Schritte durch den Raum zu machen. Dies ging jedes Mal leichter und leichter. Als sie schließlich gegangen war, in sichtlich besserer Verfassung,

8   Peter Michel

erklärte mir Dora Kunz: „Ihr Hass gegen ihre Schwiegermutter frisst sie auf. Ich kann ihr nur Linderung bringen, aber keine Heilung. Wenn ich sie auf diesen Hass anspreche, behauptet sie, sich mit ihrer Schwiegermutter ausgesöhnt zu haben. Doch ich kann den Hass nach wie vor sehen. Sie wird nicht gesund werden." Kein Mensch und kein Engel könnten dieser Frau helfen. Die Grenze zur Gesundwerdung liegt in ihrem Hass. Würde mittels irgendwelcher Chemotherapie oder sonstiger radikaler Methoden der vorhandene Krebs unterdrückt, bräche er in kürzester Zeit an anderer Stelle wieder aus. Das GESETZ lässt sich nicht überlisten. Es gibt noch keine Pille gegen Angst, Gier, Hass oder Eifersucht – und es wird nie eine geben.

Das Gegenbeispiel dokumentiert der ergreifende Bericht einer ebenfalls an Krebs erkrankten Nonne, der von Harmen Wagenmakers in seinem bewegenden Buch „Hoffnung und Heilung" überliefert wird, in dem er die Erlebnisse von 'unheilbar kranken' Menschen schildert, die alle wider jegliche medizinische Wahrscheinlichkeit gesund wurden. Die Erzählung der Nonne beginnt mit den Worten: „Ich war etwa dreißig Jahre im Kloster, als bei mir Krebs festgestellt wurde. Zwölf Jahre hatte ich es danach mit einer guten Diät und einer positiven Lebenseinstellung noch leidlich ausgehalten. Doch eines Tages war ich so geschwächt, dass der Arzt, der eines Tages wieder an mein Bett kam, mir nochmals dringend riet, mich nun wirklich auf das Sterben vorzubereiten. Er hatte bereits ein Jahr vorher gesagt, dass nichts mehr zu machen sei." Es verging noch eine Zeit, bis der Arzt ihr dann eines Abends im Februar eröffnete, es sei nun wirklich „fünf vor zwölf".

Daraufhin fährt sie fort: „Ich hatte überhaupt nicht das Gefühl, dass es für mich an der Zeit sei zu sterben. Ich konnte mich noch nicht mit dem Gedanken des rasch nahenden Endes anfreunden. Um es deutlich auszudrücken: Ich hatte keine Angst vor dem Tod, doch etwas in mir sagte, dass hier noch Arbeit für mich anstand und ich mein Bestes geben müsse, um mir dieses „Wissen" immer in Gedanken gegenwärtig zu halten."

Trotzdem respektierte sie die Aussage des Arztes, verabschiedete sich liebevoll von ihren Mitschwestern und bat, allein und in Stille sterben zu dürfen. Dann geht die Erzählung weiter: „Nachdem der Arzt mein Zimmer verlassen hatte, betete ich zu Gott: „Herr, wenn ich gehen muss, dann nimm mich heute Nacht mit zu dir. Ich bin jetzt bereit, das irdische Leben loszulassen. Wenn jedoch noch eine Aufgabe auf mich wartet, so lass mich diese in deinem Namen erfüllen dürfen."

Diese Sätze wiederholte ich fortwährend weiter im Gebet. Auf einmal überkam mich wirkliche Hingabe, und ich spürte, dass ich immer ruhiger wurde.

Mitten in der Nacht wurde ich jedoch wach, weil mein ganzer Körper vibrierte und zitterte. Diese Empfindung wurde immer stärker und beängstigender, und ich versuchte, an die Glocke zu kommen, um Hilfe zu rufen. Die Handglocke lag neben mir im Bett, doch mein Körper zitterte so heftig, dass es mir nicht einmal gelang, meine Hände in die richtige Richtung zu strecken. Eine Gluthitze durchströmte mich. Es schien ganz so, als läge ich in einem heißen Bad. Doch ich war nicht von heißem Wasser umgeben, sondern es saß in mir. Es fällt mir schwer, Ihnen dies richtig zu erklären.

Ich muss – trotz meiner Angst – doch wieder in den Schlaf gefallen sein, denn als ich erneut aufwachte, war alles anders. Ich fühlte mich sehr gut – eigentlich fühlte ich mich wie neugeboren: Ich hatte mich seit Urzeiten nicht mehr so gefühlt."

Obwohl sie noch wenige Stunden vorher völlig entkräftet und bettlägerig gewesen war, setzte sie sich auf und ging ins Badezimmer. Dort erlebt sie die nächste segensreiche Überraschung. „Als ich ins Badezimmer ging und wie gewohnt einen Blick in den Spiegel warf, strahlte mir ein ganz blasses, aber schönes Gesicht entgegen. Es leuchtete, und es schien, als strahlte es Licht aus. Ich wusste, dass ich es selbst war, die mir da entgegenblickte, doch ich sah in dieser Person einen anderen Menschen. Auch das ist wieder so schwer auszudrücken, stelle ich gerade fest, nun, da ich diese Geschichte aufschreibe. Ich meine es nicht hochmütig und ich bin auch nicht narzisstisch, selbst wenn Sie dies jetzt vielleicht von mir glauben mögen, doch es schien, als ob ich sozusagen „gereinigt" war, und, ehrlich gesagt, ich glaube, dass ich dies im Nachhinein auch so behaupten darf."

Noch immer etwas verwirrt, steht sie auf und geht auf den Flur. Dort erschrickt die wachende Mitschwester zu Tode und alarmiert den ganzen Konvent. Schnell kommen alle Schwestern herbeigelaufen und rufen umgehend den Arzt, der zu seiner allergrößten Verwunderung die geschehene Verwandlung und Heilung bestätigen muss. Daher endet die Geschichte mit den Worten: „Mein Blutdruck war normal, meine Haut hatte wieder eine gesunde Färbung angenommen und fühlte sich elastisch an. Mein Haar war kräftiger und glänzte wieder, und die Nägel an meinen Fingern und Zehen waren wirklich wie neu! Sie waren heller, fest und glatt, wie ich sie seit Jahren nicht mehr gehabt hatte. Ich weiß, dass dies alles ganz unglaublich klingt, aber es ist die Wahrheit. Ich bin in jener Nacht, in der man dachte – und ich letztendlich auch – dass dies die letzte Nacht meines irdischen Lebens sein würde, verwandelt und sozusagen zu einem neuen Leben erweckt worden.

Nach verschiedenen Untersuchungen, die in den darauffolgenden
Tagen im Krankenhaus stattfanden, kamen die Ärzte zu der für
jeden verblüffenden Schlussfolgerung, dass ich, nach einer unheil-
baren Krankheit bereits aufgegeben, nun völlig genesen sei – und
das in nur einer Nacht, auch wenn das niemand glauben konnte."[9]
Der Schlüssel zum Verständnis dieses bewegenden Heilungsgeschehens liegt in zwei Sätzen: „Herr, ich bin jetzt bereit, das
irdische Leben loszulassen" und „auf einmal überkam mich wirkliche Hingabe". Die erkrankte Nonne hatte alle Erdenschwere
hinter sich gelassen und die Grenze zur göttlichen Wirklichkeit
überschritten. Sie ist ein lebendiges Beispiel für den zitierten Ausspruch Meister Eckharts: Sie hatte Gott um nichts gebeten – und
er hatte ihr alles geschenkt!

Manche Heilungserfahrungen stellen auch eine Vertrauens-
prüfung dar, ob der oder die Betreffende bereit ist, einer inneren Stimme zu folgen und einen eigenen Weg jenseits bekannter
Grenzen einzuschlagen. In einem weiteren Beispiel schildert Harmen Wagenmakers die Geschichte eines Klempners, die offensichtlich nicht von einer religiösen Dimension bestimmt wird, wie
sie im Fall der Nonne unzweifelhaft vorlag. Sie belegt vielmehr
den Mut, zu vertrauen und gegen alle Ratschläge die Grenze zur
inneren Gewissheit zu überschreiten.

Der Mann hatte schon seit Jahren unter starken Rückenschmer-
zen gelitten, die ihn eines Tages völlig ans Bett fesselten. Unter
kaum erträglichen Schmerzen leidend, rief er einen Arzt, der einen akuten und schweren Bandscheibenvorfall diagnostizierte
und die sofortige Einweisung in eine Klinik anordnete. Gerade

---

9   Harmen Wagenmakers, Hoffnung und Heilung – Es gibt keine unheilba-
     ren Krankheiten, Grafing 2008, S.29 ff.

im Krankenhaus angekommen, sagt ihm eine innere Stimme, er dürfe sich unter keinen Umständen operieren lassen, da die Operation nicht gut ausgehen werde.

Voller Angst und in großer innerer Zerrissenheit liegt der Mann in der Klinik und ringt sich im letzten Augenblick dazu durch, einen Schritt vor dem Operationssaal dem behandelnden Arzt mitzuteilen, dass er von der Operation Abstand nehmen möchte. Er trifft erfreulicherweise auf einen mitfühlenden Arzt, der ihn trotz großer Bedenken mit einer riesigen Dosis Schmerzmitteln wieder nach Hause fahren lässt, in der sicheren Erwartung, ihn bald wiederzusehen. Doch es sollte anders kommen. Die Geschichte geht weiter: „In jener Nacht träumte ich, dass ich operiert wurde und ein Stückchen Knorpel oder Knochen aus meinem unteren Rückenbereich entfernt wurde. Einer der Chirurgen hob das Knochenstückchen hoch, um es mir zu zeigen. Er lachte mir freundlich zu.

Gleich danach, so jedenfalls schien es mir, wachte ich schweißgebadet auf und fühlte mich wie ein anderer Mensch. Es schien so, als sei ich leichter geworden, und ohne es anfangs überhaupt zu bemerken, hatte ich mich aufrecht hingesetzt und verspürte keinerlei Schmerzen mehr!

Erst konnte ich es gar nicht glauben, und an jenem Tag wagte ich es noch nicht, mein Bett zu verlassen, obwohl mit mir alles in Ordnung zu sein schien. Mein Rücken fühlte sich schmerzlos und geschmeidig an.

Am folgenden Morgen ging ich zu meinem Hausarzt. Dieser war genauso verblüfft wie ich und rief sofort im Krankenhaus an, um eine Kernspin-Aufnahme zu beantragen.

Eine Woche später sah der Neurologe auf dem Schirm keinerlei Anzeichen eines Bandscheibenvorfalls mehr.

Obgleich das natürlich kein absoluter Beweis dafür ist, habe ich
seitdem das Gefühl, dass mich die Stimme, die mich in der Klinik
warnte, vor einer Zukunft im Rollstuhl gerettet hat."[10]

Diese beiden beeindruckenden Fallbeispiele sind sehr unter-
schiedlich, stellen aber auf jeweils einzigartige Weise Grenz-
überschreitungen dar. Die eine in Form völliger Hingabe an eine
höhere Welt, die andere aufgrund vertrauensvoller Annahme einer
inneren Stimme. Beide Patienten erleben das Eingreifen einer
höheren Welt, jeweils auf einmalige und ganz persönliche Art und
Weise. Im orthodoxen Denken müsste das Geschehen in beiden
Fällen als „Wunder" bezeichnet werden, was medizinisch gerne
als „Spontanheilung" deklariert wird, um unter allen Umständen
den Ausdruck „Wunder" zu vermeiden.

Aus geistiger Sicht betrachtet, haben die beiden Betroffenen,
sicher unbewusst, das zweite Heilungsgesetz verwirklicht. Niemand kennt, christlich gesprochen, die „Wege des Herrn". Es gibt
zahllose Beispiele vom Eingreifen einer höheren Wirklichkeit, die
alle jenseits der bekannten Gesetze von Medizin und Therapie
lagen. Wir mögen die tieferen Ursachen dieses Eingreifens aus
einer göttlichen Welt heraus noch nicht begreifen können, an ihr
zweifeln müssen wir nicht mehr.

Alle diese Ereignisse dürfen uns dazu ermutigen, Vertrauen zu
haben, keine Grenzen anzuerkennen und zu wissen: „Bei Gott
sind alle Dinge möglich!"

---

10   Ebd., S.59

ICH LASSE LOS UND SCHREITE MUTIG VORAN,
IN DEM WISSEN, DASS KEINE GRENZEN
MEINE SEELE AUFHALTEN KÖNNEN!

Das dritte Gesetz

DAS KÖNIGREICH DES HIMMELS LIEGT IN EUCH

Wenn man heute unter religiös interessierten Menschen im christlichen Kulturkreis das dritte Heilungsgesetz zitieren würde, gäbe es wohl kaum jemanden, der nicht ausriefe: „Ja, das kenne ich. Das ist einer der zentralen Sätze von Jesus." In der Tat gilt diese Aussage als eine der Kernbotschaften der Lehre Christi – nur steht sie so nirgendwo im Neuen Testament! Wenn man in der nahezu alles erfassenden „Wortkonkordanz" zur Bibel nachschlägt, findet man diesen Satz nicht. Gelegentlich wird er unter Verweis auf das apokryphe Thomas-Evangelium mit dem Fragment 114 in Verbindung gebracht, aber dort steht er auch nicht wörtlich so. Die einzige echte Quelle ist eine alte Fassung des Lukas-Evangeliums 17,21 in der „King James Bibel", wo es in der Tat heißt: „The Kingdom of Heaven is within you." In der revidierten Ausgabe findet sich der Satz nicht mehr.

Wie kann es sein, dass ein so wesentlicher Satz, den fast jeder schon einmal gehört hat, gar keinen Bezug zu den vorhandenen biblischen Quellen aufweist? Wurde er tatsächlich absichtlich entfernt, weil er als zu radikal betrachtet wurde? Wir wollen die Frage unbeantwortet lassen und uns der Botschaft als solcher zuwenden.

Jesus spricht mehrfach vom „Königreich" und noch häufiger vom „Himmel". Immer wieder will er damit ausdrücken, dass „sein Reich nicht von dieser Welt ist" und das „wahre Königreich" keinesfalls mit weltlichem Prunk und materieller Pracht verglichen werden darf. Jesus spricht offensichtlich von WERTEN – und er spricht von einem WEG. Dafür verwendet er zwei scheinbar nicht zusammenpassende Worte, nämlich die höchste Form irdischen Reichtums (Königreich) und die höchste Form nicht-irdischer Erfüllung (Himmel). Es muss ein tiefer Sinn in dieser Verknüpfung liegen.

Jesus vollbringt im Neuen Testament eine Fülle an Heilungen, nicht wenige verknüpft mit dem Aufruf „umzukehren und sein Leben zu wandeln". Diese Umkehr bezieht sich zumeist auf zwei Aspekte: Die Abwendung von einem schlechten Lebenswandel und die Abkehr von einem Lebensziel, das allein im Ansammeln materiellen Reichtums seinen Sinn zu finden glaubt. Beide Formen dieses Lebenswandels führen zu Krankheit – zu Krankheiten des Körpers und zu Krankheiten der Seele. Mit seiner Botschaft will Jesus also offensichtlich deutlich machen, welchen entscheidenden Einfluss das innere Wertesystem auf Gesundheit und Krankheit hat.

Es geht ihm dabei nicht um Askese und Weltentsagung. Jesus lebte Phasen der Zurückgezogenheit, aber er widmete den Großteil seines Lebens der Gemeinschaft, mit der er zusammenlebte. Um das „Königreich des Himmels" zu finden, muss man sich weder von der Welt zurückziehen noch auf eine jenseitige bessere Welt warten, denn es geht Jesus um eine „innere Wirklichkeit", um ein „geistiges Königreich des Himmels". In modernerer Sprache würde man heute von einem „Bewusstseinswandel" sprechen. Es geht um die Überwindung des Egos!

Es gibt durchaus einen gesunden Egoismus, der dem Menschen als Schutz gegen Missbrauch, Ausbeutung oder Schädigung seitens Dritter dienen kann. Dies wäre gleichsam der „Egoismus", den Jesus an den Tag legte, als er sich von der Welt zurückzog, um vierzig Tage zu fasten. Jeder Mensch benötigt diese Zeit für sich selbst, seine Rückzugsorte und seine Momente der inneren Einkehr. Sie sind wichtige Stationen auf dem Weg zum „inneren Königreich" – und sie sind unverzichtbar für eine körperliche und seelische Gesundheit. Wer sich immer nur in der Außenwelt erschöpft, sich für die eigenen Kinder, Eltern oder Familienangehörigen aufarbeitet oder sich alle Aufgaben von Kollegen, Mitarbeitern oder Freunden aufhalsen lässt, der wird eines Tages erkranken. Hier wäre ein gesunder Egoismus heilsam.

Leider zeigt unsere gesellschaftliche Wirklichkeit, dass der „ungesunde Egoismus" bei weitem der dominantere ist. Der Impuls des „ich will mehr" drückt leider allzu deutlich die Realität gerade in den wohlhabenden Gesellschaften des 21. Jahrhunderts aus. Das „Königreich" besteht hierbei dann tatsächlich aus rein materiellen Gütern, sich wunderbar selbst entlarvend in der bekannten Werbung: „Mein Haus, mein Boot, mein Pferd!" Wer über diese Dinge verfügt, ist scheinbar glücklich. In Wahrheit führt das ständige Streben nach äußerem Reichtum zu innerer Armut und Krankheit. Zur Armut und Krankheit des Einzelnen und der Welt! Wenn einige ständig nach MEHR verlangen, werden andere ständig WENIGER erhalten.

Die Zielrichtung des menschlichen Strebens benötigt heute wie vor zweitausend Jahren eine Umkehr. Inwiefern die Umkehr des

Einzelnen auch zur Verbesserung des Ganzen beiträgt, hat Rudolf
Steiner treffend formuliert: „Alles, was der Mensch unternimmt,
um in sich das Ewige zu erwecken, tut er, um den Daseinswert
der Welt zu erhöhen." Der Einzelne ist, das bestätigt heute sogar
die moderne Quantenphysik, nicht wirklich getrennt vom Ganzen.
Auf einer feineren Ebene ist alles Leben miteinander verbunden.
Daher verwenden Mystiker gerne den Satz: „Du bist die Welt."
Wer sich als eins mit allem Leben empfindet, verliert die Angst
und gewinnt Mitgefühl. Beides sind wesentliche Prozesse, um
wahrhaft gesund zu werden.

Jesus war ein guter „Psychologe", in des Wortes wahrster Bedeutung – er sah in die Seelen der Menschen hinein. Dort dürfte
er immer wieder erschaut haben, wie ausschließlich ihr Streben
nach äußerem Glück ging. Er erkannte das Gefährliche dieser
Richtung und versuchte in seinen Lehren, seine Zuhörer zu einer Kehrtwendung zu veranlassen. Im Äußeren liegt kein wahres
Glück, sondern nur Vergänglichkeit; und im Festhalten an der
Vergänglichkeit die Wurzel der Krankheit. Rund zweitausend
Jahre nach Jesus schrieb mit Alexander Solschenizyn ein Mann,
der selbst viel Leid erfahren hatte, die Worte: „Nach meiner Überzeugung ist das Ziel menschlicher Existenz nicht Glück, sondern
spirituelles Wachstum." Wenn man in dieser Aussage des großen russischen Schriftstellers und mutigen Regimekritikers das
Wort Glück mit „irdischem Wohlstand" und die Worte spirituelles
Wachstum durch „Königreich des Himmels" ersetzt, was nicht
eine Vergewaltigung der Aussage bedeuten dürfte, dann erkennt
man die Aktualität der Botschaft Jesu. Solschenizyn war in der
Lage, auch in Gefangenschaft seine seelische Gesundheit und innere Würde zu bewahren, weil er in seiner geistigen Ausrichtung

auf Werte setzte, die ihn auch in schwersten Stunden vor dem Zusammenbrechen bewahrten.

Die geheimnisvolle Lehre vom „Königreich des Himmels", die Jesus vor zweitausend Jahren auf den Hügeln oberhalb des Sees Genezareth verkündete, ist keine historische Anekdote, sondern ein Wegweiser im Hier und Jetzt, um im Einklang mit einer höheren Wirklichkeit den eigenen Lebensweg zu finden und so das dritte Heilungsgesetz zur Anwendung zu bringen.

DIE ANWENDUNG

Es gibt eine einzigartige Umsetzung des dritten Heilungsgesetzes
in Form eines Filmes. Der Film heißt, wie sollte es anders sein:
„Wie im Himmel". Es ist ein wunderbar leiser, poetischer und
einfühlsamer schwedischer Film aus dem Jahr 2004, gedreht vom
Regisseur Kay Pollak. Er belegt in anrührenden Bildsequenzen
und tiefsinnigen Dialogen die Heilungsprozesse gänzlich unter-
schiedlicher Menschen.

Ein weltberühmter Dirigent kehrt nach einem Schwächeanfall
und innerem Zusammenbruch in sein kleines schwedisches Hei-
matdorf zurück. Er will sich eigentlich von der Welt zurückziehen, möchte mit seinem Schmerz und seiner Niederlage allein sein.
Doch die Bewohner seines Dorfes wissen natürlich, wer er ist, und
bieten ihm das Amt des Kantors in ihrer kleinen Gemeinde an.

Daniel, der einstige Stardirigent, nimmt das Angebot an – und
findet wieder in die Welt zurück. Seine Leidenschaft zur Musik,
die für ihn und alle anderen Mitspieler des Films ein Tor zum
Himmel wird, löst zahlreiche Probleme und heilt tiefe Verletzungen. Die Musik wird zur Sprache der Seele und zur Sprache
von Seele zu Seele. Die Menschen hören mit den Ohren, aber sie
antworten mit dem Herzen.

Kay Pollak erweist sich als meisterhafter Beobachter, der die
kleinen Alltagsnöte und die scheinbar unbedeutenden, aber für
den Einzelnen doch zentral wichtigen Krankheiten aufzeigt und
die Musik als Schlüssel zur Heilung nutzt.

Jedes Chormitglied, Männer wie Frauen, findet über die Him-

melsmacht Musik zu sich selbst. Jeder Einzelne entdeckt seine
ureigene Kraft, die ihm hilft, wieder ganz zu werden und so auch
die Narben jener zu heilen, denen er Schmerz zugefügt hat. Über
die Musik erkennen alle Beteiligten ihre Zusammengehörigkeit
– die EINHEIT DES LEBENS. Sie müssen dennoch immer wieder ringen, um ihren Egoismus und ihre Schattenkräfte zu überwinden, aber sie haben die Klänge des Himmels in ihrer Seele
vernommen, welche die Gewähr dafür bieten, dass jene, die sie
vernommen haben, einst den Weg zu ihrem Ursprung wiederfinden werden.

Der Film „Wie im Himmel" ist wahrhaft ein Geschenk! Man
verlässt das Kino wie von Schwingen getragen und weiß tief innerlich um die Wahrheit des Satzes: „Das Königreich des Himmels liegt in euch."

Das Wissen um das „innere Königreich" ist allerdings, trotz des
bisherigen christlichen Bezuges, keinesfalls allein eine auf Jesus
bezogene Wahrheit. Auch in anderen spirituellen Traditionen ist
das Wissen um die innere Wahrheit und die davon ausgehende
heilsame Kraft bekannt. Für den Buddhismus drückt dies auf
meisterhafte Art und Weise Lama Anagarika Govinda in seiner Unterscheidung zwischen Vernunft und Intuition aus. „Wenn
Intuition keinen entsprechenden Ausdruck in unserem Denken
findet, so wird sie nie einen wirklichen Einfluss auf unser Leben
haben, denn keine Kraft kann wirksam werden, es sei denn, sie
ist gestaltet und zielgerichtet. Andererseits müssen Gedanken und
Wahrnehmungen, die einseitig auf der intellektuellen Ebene entwickelt wurden, durch unmittelbare Erfahrung bestätigt und verwirklicht werden, wenn sie die Kraft und Fähigkeit haben sollen,
unser Leben und unser innerstes Wesen zu verwandeln.

Diejenigen, die bloß im Bereich der Gedanken verweilen, bleiben Gefangene ihres Denkens, genauso wie diejenigen, die nur in ihren mehr oder weniger vagen Intuitionen oder Gefühlsanwandlungen leben, Gefangene ihrer augenblicklichen Stimmungen und Gemütsbewegungen werden.

Jedoch diejenigen, die imstande sind, ihre Gedanken und Emotionen zu harmonisieren und zu koordinieren, gewinnen das Beste von beiden; sie genießen die Freiheit eines intuitiven Geistes, der von Begriffen und Vorurteilen ungehindert wirkt. Sie haben die schöpferische Freude und Genugtuung, aus den Elementen ihres intuitiven Erlebens eine allumfassende Weltanschauung aufzubauen und sie zu einer Lebensphilosophie zu entwickeln, die dauernd ihren Ausblick erweitert, bis sie ihre Vollendung im Zustand völliger Erleuchtung findet."[11]

Dieser Zustand, die Erfahrung des „Klaren Lichtes des Geistes", ist zugleich die völlige Heilung des Menschen. Er ist befreit von allen „Geistesgiften" sowie von der Illusion eines getrennt existierenden Daseins – und er ist befreit vom „Rad der Wiedergeburt".

Man mag sich in der alltäglichen Begrenztheit und Irrtumsfähigkeit fragen, woran man einen Menschen erkennt, der das „Königreich des Himmels" oder das „Klare Licht des Geistes" verwirklicht hat. Der Mystiker Valentin Tomberg hat die Antwort darauf in einen Satz gekleidet: „Echte Erfahrung des Göttlichen macht demütig: Wer nicht demütig ist, hat keine Erfahrung des Göttlichen gemacht."

---

11 Lama Anagarika Govinda, Buddhistische Wege in die Stille, Grafing 2007, S.59

Es ist diese Demut, die auch eine Krankheit des Körpers anzunehmen vermag, weil dieser Körper eine wahrhaft gesunde Seele beherbergt. Das Verwirklichen der Lehre vom „Königreich des Himmels" muss nicht zu „himmlischer Glückseligkeit" auch auf Erden führen – es steht dieser aber auch nicht entgegen!

ICH HÖRE AUF DIE STIMME MEINES HERZENS!

Das vierte Gesetz

DIE WAHRHEIT IST
EIN PFADLOSES LAND

Auf den ersten Blick mag es nicht sofort einleuchten, warum wir es bei dieser Aussage mit einem „Heilungsgesetz" zu tun haben. Ein genaueres Hinschauen wird jedoch verdeutlichen, welche tiefgreifende Bedeutung diese Worte für ein umfassendes Heil-Werden des Menschen besitzen.

Bemerkenswerterweise wissen wir den genauen Tag, fast sogar die genaue Stunde, wann sie erstmals gesprochen wurden. Am Morgen des 3. August 1929 löste der Inder Krishnamurti, am Anfang des 20. Jahrhunderts eine der berühmtesten Persönlichkeiten der Zeitgeschichte – vergleichbar dem Dalai Lama in der heutigen Zeit –, mit einer beispiellosen Rede eine Organisation namens „Der Sternenorden" auf, die gegründet worden war, um seine „Mission als Weltlehrer" zu unterstützen. Für Krishnamurti war es ein radikaler Schritt, ein vollständiger Bruch mit seiner Vergangenheit, die Loslösung von einer ungeheuren Erwartungshaltung (als kommender Messias!) und zugleich ein vollständiger Heilungsprozess im Sinne einer Selbstfindung und Ganzwerdung. Krishnamurti stand zu seiner eigenen Lebensaufgabe, er übernahm die Verantwortung für seinen ganz persönlichen Weg, und er setzte das tatkräftig und kompromisslos um, was er als seine

innerste Wahrheit empfand. Ein ganz entscheidender Schritt, um
wahrhaft gesund zu werden.

Die berühmte Rede Krishnamurtis vom August 1929 ist vielfach zitiert worden, doch sollen hier vier kurze Ausschnitte angeführt werden, weil sie für die nachstehende Behandlung des
Themas von Belang sind:

„Ich behaupte, dass die Wahrheit ein pfadloses Land ist, und Sie
können sich ihr auf keinem Pfad nähern, durch keine Religion,
keine Sekte.

Ein Glaube ist eine rein individuelle Angelegenheit, und Sie
können und dürfen ihn nicht organisieren. Wenn Sie es tun, dann
stirbt er, erstarrt er; er wird zur Konfession, zu einer Sekte, einer
Religion, die anderen aufgenötigt wird.

Sobald Sie einem Menschen folgen, hören Sie auf, der Wahrheit
zu folgen.

Ich habe nur ein einziges wesentliches Anliegen: den Menschen
frei zu machen."[12]

Wenn wir die entscheidende Botschaft Krishnamurtis für die
Heilung des Menschen in drei Worten zusammenfassen wollten, dann müssten sie lauten: „Unfreiheit macht krank!" Bis zum
heutigen Tag gibt es keine umfassende medizinische Studie, inwiefern religiöser Zwang zu Krankheit führt. Es gibt genügend

---

12 Vgl. dazu: Peter Michel, Krishnamurti – Ein Mensch der Zukunft, Gra-
    fing 2007, S.57 f.

Dokumentationen, inwiefern er zum Tode führt: Hexenverbrennungen, Inquisition oder Sekten-Selbstmorde; aber das ist nicht unser Thema. Viel tiefgreifender sind die kulturell-religiösen oder traditionell-soziologischen Zwänge, die den Einzelnen zu einem bestimmten Wohl- oder Rollen-Verhalten nötigen.

In den ergänzenden Sätzen zum vierten Heilungsgesetz macht Krishnamurti bereits viele mit ihm im Zusammenhang stehende Aspekte deutlich, aber werfen wir noch einmal einen Blick auf das Gesetz selbst. Wenn man es oberflächlich liest, könnte man ein wenig ratlos zurückbleiben, mit der resignierenden Feststellung: Es gibt also keinen Weg zur Wahrheit. Wir wissen nicht, und wir werden nicht wissen. Das ist nicht gemeint mit dem vierten Gesetz! Der PFAD zur Wahrheit ist durchaus zu finden, aber es ist kein vorgegebener Pfad. Der PFAD erschließt sich erst beim Gehen! Es ist der einmalige, einzigartige und nicht kopierbare PFAD jedes einzelnen Menschen! Deswegen hört man auf, der Wahrheit zu folgen, wenn man einem anderen Menschen – und sei er auch noch so heilig – zu folgen beginnt. Der eigene PFAD ist das göttliche Geschenk an jedes Individuum. Es ist sein einzigartiges Leben, in dem er eine göttliche Idee, die Idee seines Lebens, zu verwirklichen beginnt. Wer diesem PFAD folgt, wird wahrhaft gesund werden. Wer von ihm abweicht, läuft Gefahr, an seiner Seele zu erkranken – und damit in letzter Konsequenz auch an seiner körperlichen Hülle.

Umgekehrt darf man auch nicht außer Acht lassen, welche Risiken damit verbunden sein können, den eigenen Weg zu beschreiten. Dieser Entschluss erfordert immer großen Mut und bedeutet nicht selten eine einschneidende Veränderung, bedingt durch die Konfrontation mit Kirchen, Tempeln, Moscheen und Synagogen oder auch mit Ständeorganisationen, Verbänden, Par-

teien oder Familienmitgliedern. Der amerikanische Arzt George Hogben beschreibt diese Veränderung sehr prägnant in zwei
Sätzen: „Menschen, die den geistigen Pfad beschreiten, stehen
großen Risiken in Leben und Arbeit gegenüber. Die wachsende Bewusstseinserweiterung und zunehmende Gottesnähe regen
dazu an, in einer Art und Weise zu handeln, wie es ihrem alten
Bewusstseinszustand fremd gewesen wäre."[13]

Die Heilerin Dora Kunz, die sich intensiv mit dem Phänomen der
„Felder" im Zusammenhang mit Krankheit und Heilung befasst
hat, schildert die Verhaltensweisen des Einzelnen im Gesamtkon-
text eines „Universalfeldes". In der Regel ist es die weitaus beque-
mere Wahl, sich im „Gesamtfeld" treiben zu lassen. Man erkennt
dies bei allen großen Veranstaltungen, seien sie auf der Ebene des
Sports, der Politik oder der Pop-Musik. Wer sich im „Feld geborgen
fühlt", der empfindet sich im Einklang mit einem größeren Ganzen, das ihm Geborgenheit, Vertrautheit und Sicherheit schenkt.
Dafür ist das Individuum bereit, einen Teil seiner Individualität zu
opfern. Rufen Sie einmal in einer Versammlung von Rechtsradi-
kalen linke Parolen oder schreien bei einem Auswärtsspiel Ihrer
Fußballmannschaft im gegnerischen Fan-Block für Ihr Team. Das
könnte durchaus zu einer Gefährdung Ihrer Gesundheit führen.
Diese Beispiele mögen verdeutlichen, zu welchen Konsequenzen ein „Schwimmen gegen den Strom" führen kann. Wer seinen
eigenen Weg gehen möchte, muss außerdem mit dem Widerstand
der meisten anderen rechnen; denn wer mutig den „pfadlosen
PFAD" betritt, konfrontiert mit seinem Tun alle anderen, die
weiterhin im Strom mitschwimmen, mit ihrer Ängstlichkeit und

---

13 Zit. aus: Dora Kunz, Die verborgenen Quellen der Heilung, Grafing 1987,
    S.129

mit ihrer potenziellen Krankheit. Das ruft Widerstand und massiven, aggressiven Protest hervor. Daher verharren die meisten Menschen lieber in alten Mustern, lecken ihre Wunden, welche die Gesellschaft oder die Familie ihnen geschlagen haben, und vermeiden alle Veränderungen. Es ist eine Form von Selbstschutz, die allerdings mittelfristig konsequent zu irgendeiner Erkrankung führen wird, denn es gibt keine Alternative zum PFAD. Es kommt die uralte Weisheit zum Einsatz: Leid leitet! Es leitet zurück zum PFAD, nicht weil es irgendeiner höheren Instanz gefällt, den Menschen zu „strafen" oder ihn „büßen" zu lassen, sondern weil er sich ohne das leitende Leid noch mehr verirren würde.

Caroline Myss hat dieses komplexe Problem sehr beeindruckend geschildert: „Wenn sich Menschen im Laufe der Jahre an diese Art von Macht und Selbstschutz gewöhnt haben, finden sie es immer schwieriger, sich zu ändern. Je älter wir werden, umso schwerer fällt es uns, uns aus unseren Wunden heraus- und in eine andere Lebensanschauung hineinzubewegen. Tatsache ist jedoch, dass die ständige Betonung unserer Wunden unserer Psyche genauso schaden kann wie die ursprünglichen Verletzungen. Das Verweilen bei einer Wunde ist genaugenommen eine Art Selbstverstümmelung, eine Selbstgeißelung, bei der unser Bewusstsein stets auf Schwäche und niemals auf Genesung konzentriert ist. Darüber hinaus kann eine Psyche, die an ihre emotionale und psychologische Verwundbarkeit glaubt, nur einen physischen Körper hervorbringen, der dies widerspiegelt. Wenn Sie Stärke und Unabhängigkeit fürchten, wird es Ihnen sehr schwerfallen, Ihre Gesundheit zu behalten oder wiederzuerlangen."[14]

---

14 C. Myss, a.a.O., S.65

Der letzte Satz dieses Abschnittes fasst das gesamte Themenfeld treffend zusammen und beschreibt mit anderen Worten noch einmal das vierte Heilungsgesetz. Es geht um die entscheidende Frage der Selbstfindung und um den Mut, der- oder diejenige zu sein, als die man sich gefunden hat. Es geht also um einen Doppelschritt: Erstens sich selbst zu finden, was viel Achtsamkeit und Introspektion erfordert; und zweitens mutig alle Veränderungen einzuleiten, wenn man den ersten Schritt vollzogen hat. Wahrheit und Gesundheit gehören nicht nur sehr eng zusammen, sie sind auf einer gewissen inneren Ebene eins!

DIE ANWENDUNG

Die Beschreibung des vierten Heilungsgesetzes hat bereits unmissverständlich deutlich werden lassen, dass es in seiner praktischen Umsetzung vor allem um FREIHEIT geht, um den Mut
zur Unabhängigkeit und um die Bereitschaft, für seine eigenen
Ideale einzustehen.

In der Freiheitsidee sah Krishnamurti den Schlüssel zum Wesen des wahrhaft spirituellen Menschen. „Vollkommene Freiheit
ist das Einzige, was im menschlichen Leben von Bedeutung
ist."[15] Denn „nur in Freiheit kann die Güte des menschlichen Bewusstseins erblühen".[16] Freiheit war für Krishnamurti keinesfalls
gleichzusetzen mit Willkür oder Zügellosigkeit, sondern erfor-
derte höchste Tugenden, wie etwa Demut und innere Disziplin.
Es ging ihm um die Freiheit eines geläuterten Bewusstseins,
das unabhängig geworden war von persönlichen Wünschen und
Begierden. Innere und äußere Freiheit fallen für Krishnamurti
zusammen. Um beide zu verwirklichen – und damit ein gesundes, selbstbestimmtes und unabhängiges Individuum zu werden
– ist viel seelische Kraft, großer Mut und die Überwindung der
Angst vor der Einsamkeit erforderlich. „Jeder muss sich selbst ein
Licht sein. Kein anderer kann dir jemals dieses Licht geben, kein
Philosoph und kein Psychologe, egal wie hoch geachtet er auch
sein mag. Freiheit bedeutet, allein zu stehen, ungebunden und

---

15 Krishnamurti, Die letzten Gespräche in Saanen, Grafing 2007, S.27
16 Ders., Die Wahrheit ist ein pfadloses Land, Grafing 2001, S.87

furchtlos, frei im Verstehen des Verlangens, welches die Illusion erzeugt. Im Alleinsein liegt eine ungeheure Kraft."[17]

Ein erster Schritt auf dem Weg ins „pfadlose Land" besteht im Hinblick auf die Gesundheit darin, sich von einer Blindgläubigkeit an Autoritäten, speziell medizinischen, zu befreien. Ein berühmtes Beispiel stellt das jenes Amerikaners dar, dem nach einer Diagnose „Bauchspeicheldrüsenkrebs im Endstadium" noch eine Lebenserwartung von sechs bis acht Wochen bescheinigt wurde. Ehe zwei Monate vergangen waren, hatte sich die Vorhersage erfüllt. Allerdings bestand seine verunsicherte Familie auf einer Obduktion, und es stellte sich heraus, dass der Verstorbene organisch völlig gesund gewesen war. Eine Krankenschwester hatte zwei Akten vertauscht, und der völlig gesunde Mann hatte nach einer Routine-Vorsorgeuntersuchung die verhängnisvolle Diagnose erhalten – und umgehend mit seiner eigenen Gedankenkraft zur Erfüllung gebracht.

Der deutsche Arzt Klaus-Dieter Platsch greift den Betrug des Südkoreaners Woo Suk Hwang auf, der als angesehener Stammzellenforscher galt, bis sein betrügerisches Vorgehen aufflog. Hwang ist jedoch, wie Platsch ausführt, bei weitem kein Einzelfall: „2005 wurde in einer US-Studie belegt, dass jeder dritte Forscher mit seinen Daten unredlich umgeht, und weitere Studien brachten zu Tage, dass ein großer Teil der Studien, die von Unternehmen, Lobbys und anderen Interessengruppen in Auftrag gegeben wurden, nicht veröffentlicht werden, weil die Ergebnisse den Interessen und Absichten der Auftraggeber nicht entsprechen."[18]

Machen Sie sich frei vom Glauben an Autoritäten, die ihre Au-

---

17 Ders., Dem Leben begegnen, München 2000, S.74
18 Klaus-Dieter Platsch, Das Heilende Feld, Frankfurt 2009, S.46

torität nur durch ihre Funktion legitimieren! Hinterfragen Sie und
bilden Sie sich eine eigene Meinung – das kann Ihr Leben retten!

Wenn wir von den „entfernten Autoritäten", die in Form von
Gutachten oder Berichten mittelbar Einfluss nehmen, den Blick
auf die „nahen Autoritäten" richten, die als Eltern, Partner, Freunde oder gesellschaftliche Gruppen (Glaubensgemeinschaften,
Parteien, Verbände oder Firmen) unmittelbar Einfluss nehmen,
dann wird die Problematik von Abhängigkeit und Unfreiheit noch
deutlicher. Es ist gar nicht erforderlich, die jahrhundertelange
Bevormundung und Unterdrückung seitens bestimmter Priester
(welchen Glaubens auch immer), die Zwänge von Ständeordnun-
gen oder Zunftregeln oder gar die fehlende Gleichberechtigung
von Frauen im Detail zu thematisieren. Jeder kennt sie. Aber
nicht jeder setzt sie in Beziehung zu Gesundheit und Krankheit.

Hierfür kann die Kritik nicht unbedingt ausschließlich an die
behandelnden Ärzte oder Heilpraktiker gehen, denen es vielfach
aufgrund ihrer zeitlichen Beengtheit gar nicht mehr möglich ist,
nach den eventuellen tieferen Hintergründen einer Herz- oder
Hauterkrankung zu suchen. Hier ist der mündige Patient selbst
gefragt, der vorurteilsfrei und mit unverstelltem Blick auf seine
eigene Situation schauen muss. Es ist vielleicht unangenehm, sich
seine Eifersucht, seinen Neid, seinen unterdrückten Zorn oder das
nicht eingestandene Aufbegehren gegen einen familiären Zwang
einzugestehen. Die Wahrheit lässt sich jedoch nicht auf Dauer
unterdrücken – sie zeigt sich in Form von Krankheit. Sie zeigt
sich, um dadurch einen Weckruf zur Umkehr auszulösen. Zwei
Fallbeispiele mögen dies verdeutlichen.

Ein begabter junger Maler, nennen wir ihn hier Rolf, bricht
sein Kunststudium im sechsten Semerster ab, um in den elterli-

chen Weinbaubetrieb einzusteigen. Sein Vater ist unerwartet mit
sechsundfünfzig Jahren gestorben – und er ist der einzige Sohn
und Erbe. Das Weingut ist inzwischen in der siebzehnten Genera-
tion im Familienbesitz, und der Druck seitens seiner Mutter und
der ganzen Familie ist immens. Er will sich weigern, um seiner
eigentlichen künstlerischen Neigung nachzugehen, aber er hält
dem Druck nicht stand.

Schon kurz nach dem Eintritt in den elterlichen Betrieb treten verstärkt Kopfschmerzattacken auf. Er führt diese auf eine
Unverträglichkeit der Arbeit im Keller zurück, wo bei der Wein-
zubereitung des berühmten Rieslings immer auch zahlreiche che-
mische Prozesse ablaufen. Er versucht die Arbeit im Weinkeller
möglichst zu vermeiden, doch die Kopfschmerzen lassen nicht
nach. Im zweiten Jahr ist aus den Kopfschmerzen eine massive
Migräne geworden, die es ihm an besonders schlimmen Tagen
nicht möglich macht, das Bett zu verlassen und seiner gewohnten
Arbeit nachzugehen. Er begibt sich in Behandlung, nimmt Medikamente, die allmählich durch immer stärkere ersetzt werden
– doch alles vergeblich. Nach vier Jahren leidet Rolf unter einer
schweren Depression. Seine frühere Lebenslust ist ihm völlig ab-
handen gekommen. Jeder Schritt und jeder Arbeitsgang im Weingut fällt ihm schwer. Allein die Präsentation des Weingutes auf
Weinmessen oder großen Degustationen bringt ihm etwas Freude,
weil er dem täglichen Arbeitsalltag entfliehen und mit fröhlichen
Menschen zusammen sein kann. Kaum zurückgekehrt, legen sich
wieder dunkle Schatten auf seine Seele.

Doch im Verlauf seines Behandlungsmarathons findet er sich
eines Tages in der Praxis eines feinfühligen Psychotherapeuten
wieder, der ihm mit klaren, unmissverständlichen Worten unter-
breitet, dass er „seine Seele verrät". Solange er nicht zu seiner in-

neren Wahrheit stehe, könne er nicht gesund werden! Diese Worte
werden für Rolf zum entscheidenden Impuls. Er stellt sich der
Auseinandersetzung mit seiner dominanten Mutter sowie seiner
ganzen Familie, stellt einen neuen Kellermeister und einen zweiten Vertriebsleiter ein, legt seine Aufgaben nieder und schreibt
sich zwei Tage später an der „Akademie der Schönen Künste" in
Paris ein. Bereits nach einer Woche sind sämtliche Symptome
von Depression, Migräne oder Kopfschmerzen verschwunden!

Das zweite Beispiel handelt von einer jungen Frau, wir wollen
ihr hier den Namen Renate geben, die in einer wohlhabenden,
sehr konservativen Familie in der Schweiz aufwächst. Sie ist ein-
undzwanzig, als sie mit einem verheirateten Mann, einer bekannten Persönlichkeit des lokalen Lebens, ein Kind bekommt. Dieses
„uneheliche Kind" ruiniert den sogenannten „guten Ruf" ihrer
Familie. Sie wird von da an wie eine Ausgestoßene behandelt und
entwickelt umgehend große Schuldgefühle. Kurz darauf zeigt sich
auf ihrem Körper eine großflächige Schuppenflechte.

Um ihre „Schuld" wiedergutzumachen, beschließt sie, in den
landwirtschaftlichen Betrieb der Eltern einzusteigen und durch
übermäßiges Engagement wieder eine „brave Tochter" zu werden. Obwohl über das „Missgeschick" nicht mehr gesprochen
wird, spürt sie – und unbewusst auch ihr Sohn – die Ablehnung
der ganzen Familie. Sie unternimmt alles Mögliche, um ihre
schmerzhafte, juckende und manchmal eitrige Schuppenflechte
auszuheilen – doch ohne Erfolg. Als ihr Sohn dreizehn Jahre alt
ist, taucht sein Vater wieder auf. Er ist inzwischen geschieden
und wagt es diesmal, zu seiner einstigen Geliebten zu stehen. Der
lange unterdrückte Konflikt mit ihren Eltern bricht nun machtvoll
aus, als diese alles unternehmen, um Renate vom Vater ihres

Sohnes fernzuhalten. Nach kurzer Zeit erleidet Renate eine Herz-
attacke und landet im örtlichen Hospital. Doch dieses Mal will
sie sich nicht erneut unterdrücken lassen. Kaum einigermaßen
genesen, zieht sie mit ihrem Sohn in die nächste Stadt, sucht sich
eine Bürotätigkeit und beginnt erneut eine Beziehung mit jenem
Mann, den sie schon vor vierzehn Jahren geliebt hat. Ihr Mut zur
Selbstbehauptung und die neue Liebe schenken ihr die Kraft, um
wieder ganz gesund zu werden. Nach wenigen Wochen heilt die
Schuppenflechte ab, und sie geht mit neuer Lebensfreude durch
ihr Leben. Der Konflikt mit ihrer Familie ist noch nicht ausge-
tragen, aber da sie ihn nicht unterdrückt, sondern bewusst und
achtsam anschaut, übt er keine krankmachende Wirkung mehr
auf sie aus.

Diese beiden Fallbeispiele verdeutlichen anschaulich, welche
heilsame Wirkung der Mut zur Freiheit auslösen kann. Wer seinen
PFAD beschreitet, erlangt seine Unabhängigkeit, seine Würde,
seine Selbstachtung und in letzter Konsequenz seine Gesundheit
zurück.

Wie stark das „Feld der Abhängigkeit" ist, belegt auch ein Phänomen, das unabhängig von der psychischen Situation im Einzelfall
eine schlichte faktische Tatsache darstellt. Es geht um die Lebenserwartung von Menschen, deren langjähriger Partner gestorben
ist. „Die Sterblichkeit überlebender Partner – also von Witwen und
Witwern – ist zwei- bis dreimal so hoch wie die durchschnittliche
Sterblichkeit gleichaltriger, nicht verwitweter Menschen. Irgendwie
überträgt sich das Erlebnis des Todes des Partners beim Hinter-
bliebenen in Gestalt körperlicher Krankheit und kann sogar zu
einer Angelegenheit auf Leben und Tod für ihn oder sie werden.

Die Tatsache, dass die Krankheit mitgeteilt zu werden scheint, ist nicht ohne Belang. Sie ist nicht nur eine romantische oder einseitige Übertreibung."[19]

Dieser Umstand muss nun nicht dazu führen, lieber gleich alleine zu leben, um dem geliebten Partner nicht „nachsterben" zu müssen, sondern sie mag dazu anregen, über Abhängigkeit und Selbstständigkeit zu meditieren. Wenn jedes einzelne Individuum die Offenbarung einer göttlichen Idee in der Form ist, dann liegt ihre Bestimmung darin, sich gemäß ihrer Vorgabe zu verwirklichen. Alles, was sie davon abhält, wird der Gesundheit einer Persönlichkeit nicht zuträglich sein!

Daher mag abschließend noch einmal der „größte Heiler" der Geschichte zu Wort kommen, der schon vor zweitausend Jahren ausdrückte, was andere später auf ihre Weise wiederholten: „Was nützt es einem Menschen, wenn er die ganze Welt gewinnt, dabei aber sich selbst verliert und Schaden nimmt." (Lukas-Ev. 9,25) Und bei Johannes heißt es: „Ihr werdet die Wahrheit erkennen, und die Wahrheit wird euch befreien." (Johannes-Ev. 8,32)

---

19 Larry Dossey, in Dora Kunz, Quellen, a.a.O., S.24

ICH SUCHE MUTIG MEINEN EIGENEN PFAD
UND FOLGE IHM MIT GANZER KRAFT!

Das fünfte Gesetz

DASSELBE IST DENKEN UND SEIN

Das Fünfte Gesetz geht erneut auf einen der großen Griechen der Frühzeit zurück – auf Parmenides. Er wurde in Ionien geboren und gelangte nach langer Wanderschaft ins italienische Elea. Es war diese Stadt, welche den Sammelbegriff für eine Gruppe vorsokratischer Philosophen lieferte, genannt die Eleaten. Parmenides (540 – 470 v.Chr.) gilt als der einflussreichste unter ihnen. Sein Hauptwerk „Über die Natur" ist nur in Fragmenten überliefert, aber jene Bruchstücke wirkten durch die Jahrtausende und sind noch heute von großer Bedeutung. Alles Leben bildete für ihn eine Einheit, und man könnte ihn, religionsphilosophisch gesprochen, für eine Art abendländischen „Advaita-Anhänger" halten. Allerdings war er offensichtlich ein sehr an der Lebenspraxis ausgerichteter Denker, für den Philosophie keine abgehobene Spekulation darstellte, sondern sich im Hier und Jetzt bewähren musste.

Für die *Gesetze der Heilung* ist das „Fragment 3" des Parmenides, dem dieses Gesetz entstammt, außerordentlich bedeutsam. Dennoch musste erst der mechanistische Ansatz im Gesundheitswesen zumindest teilweise überwunden werden, um im psychosomatischen Modell die enge Verbindung von Körper und Geist erneut anzuerkennen.

Die Auswirkung des Denkens auf die Gesundheit muss unter
zwei Gesichtspunkten betrachtet werden, wobei der erste eng mit
dem Ersten Gesetz verbunden ist. Die eigenen Gedanken haben
einen immensen Einfluss auf das persönliche Befinden – zum
Guten wie zum Schlechten. Der zweite Gesichtspunkt betrifft
alle jene, die in einem heilerischen Beruf tätig sind. Jede ihrer
Aussagen kann, abhängig von der inneren Stärke des Patienten,
segensreich oder schädlich wirken. Man denke an das Beispiel
jenes Mannes, der an einer eingebildeten Fehldiagnose starb.

Die moderne Geisteswissenschaft hat viel Zeit und Mühe auf-
gewandt, um die Auswirkungen von Gedankenkräften zu erforschen. Zumindest in Ansätzen müssen diese Erkenntnisse hier
Beachtung finden.

„Da sehr viele Menschen weder klar noch stark denken, es sei
denn, sie seien gerade unmittelbar mit etwas beschäftigt, was
ihre ganze Aufmerksamkeit erfordert, werden sie zu anderen
Zeiten von den Gedanken, die sie berühren, meist beträchtlich
beeinflusst. Daher lastet auf jedem, der denkt, eine große Verantwortung, denn seine Gedanken werden, besonders wenn sie
stark und klar sind, unweigerlich eine Vielzahl anderer Menschen berühren."[20] Es ist nicht schwer, sich die Anwendung dieser Einsicht in einer Praxissituation vorzustellen. Der Erkrankte
schwankt in seiner aktuellen Lage in der Regel zwischen Angst
und Hoffnung. Er achtet auf jede Geste und vor allem auf jedes
Wort des behandelnden Therapeuten. Hier gilt es, jeden Halbsatz
daraufhin zu überprüfen, ob er hilfreich und heilsam ist. Eine
unachtsam oder leichtfertig geäußerte negative Diagnose oder
Heilungsperspektive kann verheerende Auswirkung zeitigen. Ein

---

20   Arthur E. Powell, Der Mentalkörper, Grafing 2003, S.66

falsches Wort kann genauso schädlich sein wie eine falsche In-
jektion. Worte sind Heilmittel oder Gifte! Daher mag man sich
wünschen, dass im Heilungsbereich die nachstehende Mahnung
verstärkt Beachtung findet: „Ein wohlmeinender Gedanke beeinflusst andere in ähnlicher Weise zum Guten. So kann ein Mensch,
der dies erkannt hat, es sich zur Aufgabe machen, zu einer wahren
Sonne zu werden, die beständig auf alle Menschen (und Patienten, d. Verf.) Gedanken der Liebe, der Ruhe, des Friedens usw.
ausstrahlt. Nur wenigen (Ärzten, d. Verf.) ist klar, wie stark sie
damit auf das Gute wirken, wenn sie es nur wollen, allein durch
die Macht der Gedanken."[21] Die beiden Einfügungen zeigen die
Anwendung der geisteswissenschaftlichen Erkenntnisse auf den
Heilungsbereich. Es kommt in vielen Fällen nicht primär auf die
korrekte Diagnose oder die wirksame Therapie an, sondern die
Grundlage wird in der Ermutigung gelegt: „Sie werden wieder gesund!" Diese Botschaft wird von einem „Gedankenfeld" transpor-
tiert und erreicht mit unfehlbarer Präzision ihren Empfänger. Selbst
ein so wenig der spirituellen Schwärmerei verdächtiger Physiker
wie Stephen Hawking bekennt heute: „Alle Kräfte werden von
Feldern übertragen."[22] Dies gilt für alle Lebensbereiche, nicht nur
für quantenphysikalische Phänomene!

Wenn man die mentalen Gesetze und ihre Wirkweise erkannt
hat, wird es leicht begreiflich, warum mit „Vogelgrippe" oder
„Schweinepest" ein so übles, aber einträgliches Geschäft gemacht
werden kann. „Die Menschen berühren sich ständig durch ihre
Gedanken, die sie zum größten Teil ohne eindeutige Absicht aus-
senden. Die öffentliche Meinung kommt weitgehend auf diese
Weise zustande; zum größten Teil ist die öffentliche Meinung Ge-

---

21 Ebd., S.67
22 Stephen Hawking, Der Große Entwurf, Hamburg 2010, S.90

dankenübertragung. Die meisten Menschen denken in bestimmten Bahnen, nicht weil sie sorgfältig über etwas nachgedacht haben, sondern weil viele in diesen Bahnen denken und andere mit sich ziehen. Der starke Gedanke eines kraftvollen Denkers geht in die mentale Welt und wird von empfänglichen Geistern, die auf ihn ansprechen, aufgenommen. Sie reproduzieren seine Schwingungen, verstärken den Gedanken und tragen so dazu bei, dass andere berührt werden. Nach und nach werden die Gedanken immer stärker und beeinflussen schließlich eine große Zahl von Menschen."[23] Wer eine Massenimpfung anregen möchte, muss nur lange genug Panik verbreiten und seinen Impfstoff als die „rettende Lösung" anbieten, dann wird sich der gewünschte Effekt schnell einstellen. So funktioniert Gedankenkraft. „Nichts ist unmöglich!"

Die Ausführungen zur Anwendung des Fünften Gesetzes werden auf beeindruckende Art und Weise belegen, wie machtvoll Worte und Gedanken auf das Heilungsgeschehen einwirken. Dies mag einerseits beunruhigen, andererseits zeigt es zugleich, welches wunderbare Instrument jeder Einzelne in seinen Händen hält. Wer sich einmal unauslöschlich bewusst gemacht hat, inwiefern Denken und Sein dasselbe sind, der hat einen riesigen Schritt hin zu wahrer Unabhängigkeit und bleibender Gesundheit gemacht.[24]

---

23 Powell, a.a.O., S.94
24 Vgl. dazu das Meisterwerk „Gedankenkraft" von Annie Besant (Grafing 2007)

DIE ANWENDUNG

Es ist eine Binsenweisheit, dass sich das Leben mit einer optimistischen Grundeinstellung besser gestaltet als mit einer permanent pessimistischen. Ganz abgesehen von der Tatsache, dass es sich sehr viel angenehmer mit Menschen leben lässt, für die das Glas „halbvoll" ist, anstatt mit jenen, für die es sich stets als „halbleer" erweist. Aber „Binsenweisheiten" liegt nicht selten ein uraltes Wissen zugrunde – wie auch in diesem Fall.

Das in England beheimatete „White Eagle Heilungszentrum", das sich seit mehr als einem halben Jahrhundert mit dem Phänomen „Geistheilung" in Theorie und Praxis befasst, hat mehrere ausgezeichnete „Heilungsbücher" veröffentlicht. In einem geht es um das bedeutsame Thema „Körperbewusstsein", das sich in der Gegenwart auch in Form zahlreicher Publikationen über „Zellbewusstsein" äußert. „Gewiss ist, dass die gedankliche Einstellung mancher Menschen so diszipliniert ist, dass diese nie Krankheitserreger aufnehmen oder sie auf andere übertragen, ungeachtet der beängstigenden Verbreitung von Keimen und Viren, die immer mehr zunehmen soll. Ein Arzt beispielsweise kann täglich von Patient zu Patient gehen, von denen mancher eine ansteckende Krankheit hat, doch solange der Arzt nicht erschöpft ist durch Überarbeitung oder private Schwierigkeiten, wird er weder selbst Beschwerden bekommen noch die Infektion von einem Patienten auf den anderen übertragen – und das, obwohl er sich kaum gegen Ansteckungen schützt (zumindest sieht es für den Laien so aus). Der wirkliche Schutz ist natürlich das disziplinierte Körperbe-

wusstsein des betreffenden Arztes – ein Bewusstsein, das durch
jahrelange Übung unter Kontrolle ist und dem Kollektivdenken
der Medizin folgt, das beschlossen hat, dass Ärzte gegen Infektionen immun sind. Der Patient hat in dieser Hinsicht auch keine
Befürchtungen; sein Körperbewusstsein hat gelernt, sich nicht
vor Infektionen fürchten zu müssen, die von Ärzten übertragen
sein könnten."[25] Was in dieser Aussage als „Kollektivdenken"
charakterisiert wird, würde in der modernen Biologie oder in
der Quantenphysik als „Energiefeld" bezeichnet werden. Es ist
dem Alltagsbewusstsein des Menschen nicht zugänglich und
kann daher nicht vom oberflächlichen Denken programmiert oder
manipuliert werden. Es ist aber über das Gebet oder mittels der
Meditation erreichbar, da es im Zusammenhang steht mit HIN-
GABE. Kommt diese Qualität dazu, dann „sieht" oder „denkt"
man mit dem Herzen. Eine Einsicht, die Mystiker und Heiler zu
allen Zeiten besessen haben.

In der modernen Medizin findet diese Erkenntnis erneut Ein-
gang durch die „Psycho-Neuro-Immunologie". Ärzte wie Carl
Simonton oder Bernie Siegel erkannten, dass beispielsweise Im-
munstörungen nicht ausschließlich auf der körperlichen Ebene
entstehen. Das Immunsystem reagiert auch auf Empfindungen,
Gefühlsschwankungen sowie positive oder negative Gedanken.
Die Furcht zu versagen, Trennungen oder Todesfälle, Lebens-
angst oder Depression schwächen schon nach relativer kurzer
Zeit die Widerstandskraft des Immunsystems, während es durch
Glück, Lebensfreude oder Liebe begreiflicherweise gestärkt wird.
Interessanterweise fand die Forschung auf diesem Gebiet auch
heraus, dass negative Charakterzüge, wie Gier, Egoismus, Eifer-

---

25 White Eagle, Die Heilungspraxis, Grafing 1998, S.50 f.

sucht, Neid oder Hass, ebenfalls stark negative Auswirkungen auf die Immunabwehr zeitigen können. Die gleichen Strukturen wirken auch bei Autoimmunkrankheiten, wenn das Immunsystem des Menschen sich durch extreme Einflüsse von außen gegen den Menschen selbst zu richten beginnt. Umgedreht zeigten sich verblüffende Heilungserfolge, wenn Menschen begannen, bestimmte negative innere Einstellungen radikal zu verändern. Die medizinische Erforschung von Gedankenkräften steckt noch in den Kinderschuhen, und es bedarf keiner großen prophetischen Gaben, um hier revolutionäre Erkenntnisse in den nächsten zwei Dekaden vorauszusagen.

Die schon erwähnte amerikanische Heilerin Dora Kunz fand heraus, dass bereits bestimmte negative Erwartungshaltungen eine Therapie beeinflussen können – und zwar seitens des Behandlers wie auch auf Seiten des Patienten. „Für eine erfolgreiche therapeutische Begegnung darf der Therapeut weder negative Erwartungen in Bezug auf seinen Patienten hegen noch Gefühle und Voreingenommenheit, die aus vorangegangenen Behandlungen herrühren. Wann immer man Schwierigkeiten erwartet, besteht die Gefahr der Verspannung und Erschöpfung, die zu einem inneren Ausbrennen beitragen. Mit großer Wahrscheinlichkeit spürt der Patient unwillkürlich die projizierten negativen Gefühle und widersetzt sich dem geplanten therapeutischen Eingriff. Diese unbewusste Reaktion wird vermutlich durch die negativen Energieausstrahlungen, verbunden mit den Gedanken, Bildern und Erwartungen des Therapeuten, ausgelöst. Ein momentaner Gedanke wie „ich hoffe, diese Person wird nicht ärgerlich werden", „ich wünschte, die Behandlung wäre vorüber" oder „ich glaube nicht, dass sie sich besser fühlen möchte", ist eine unbewusste negative

Vorstellung. Patienten reagieren unwillkürlich darauf. Bisweilen scheint es, als wären sie buchstäblich telepathisch und erfüllten die projizierte Erwartung. Diese Projektion dürfte wohl der Mechanismus sein, durch den experimentelle Voreingenommenheit das Forschungsergebnis beeinträchtigt.

Negative Vorurteile rufen Ängstlichkeit hervor und/oder unwillkürliche Abwehr vonseiten des Patienten, da sie eine Resonanz in dessen Feld mit ähnlichen, unbewusst gehegten Vermutungen, Gedanken oder Bildern von sich selbst ergeben. Anstatt innere Zweifel zu vermindern, wird sein negatives Selbstbildnis aktiviert, so dass sein Gefühl für Selbstachtung und Selbstvertrauen dahinschwindet. Ein vergleichbarer Vorgang tritt auf, wenn jemand einem erfolgversprechenden Ausgang zu ängstlich begegnet, den ein Therapeut doch wünscht. In solchen Fällen stehen Patienten und Kinder bei der Behandlung unter Druck, was ihre Lernkraft stark beeinträchtigt. Es mag sogar ihre Ängstlichkeit oder Furcht erhöhen, sie würden womöglich abgelehnt, falls sie nicht das von Therapeuten und Eltern erwartete Ziel erreichen."[26] Diese Ausführungen sind ein beeindruckendes Beispiel für die Anwendung des Fünften Heilungsgesetzes. Hier kann sogar auf der oberflächlichen Denkebene gearbeitet werden, indem seitens des Behandlers achtsam vorgegangen wird und seitens des Patienten Offenheit gewahrt bleibt. Die mentalen Barrieren können größere Hindernisse für eine erfolgreiche Heilung darstellen, als von den meisten Menschen vermutet. Daher hat Jesus mit großer Eindrücklichkeit immer wieder darauf hingewiesen, wie entscheidend ein „gläubiges Vertrauen" ist. Die Ausführungen zum Siebten Gesetz werden dies im Detail belegen.

---

26   Dora Kunz, a.a.O., S.295 f.

Es zählt zu den seltsamsten menschlichen Phänomenen – was zweifelsfrei jeder aus eigener Erfahrung bestätigen kann –, dass nur in den seltensten Fällen die gehegten Sorgen, Ängste oder Befürchtungen sich als zutreffend erwiesen haben. In zahllosen Situationen waren sie grundlos und stellten nur eine unnötige Belastung dar. Allerdings muss man wohl davon ausgehen, dass die wenigen Negativerfahrungen, in denen sich Ängste oder Befürchtungen tatsächlich als zutreffend erwiesen, sich tief in das menschliche Bewusstsein eingeprägt haben. Diese Beobachtung dürfte die Tibeter zu dem bekannten Ausspruch angeregt haben: „Ein fallender Baum macht weitaus mehr Geräusche als ein wachsender Wald." Kleine oder große „Katastrophen" prägen sich ein, während die vielen harmonischen, glücklich verlaufenden Entwicklungen als natürliches Geschehen weitgehend unbeachtet bleiben. Wie gefährlich jedoch solche inneren Programmierungen sein können, erklärt der Lehrer von H.K. Challoner im „Pfad der Heilung": „Es kommt selten vor, dass die Zukunft den schrecklichen Dingen ähnelt, die so viele Menschen in Augenblicken akuter Panik oder Schwermut für ihr persönliches Leben befürchten. Wenn solche Denkformen aber beständig erzeugt und gehegt werden, können sie derart mit magnetischer Kraft aufgeladen werden, dass sie die Tendenz haben, gerade die Ereignisse auf ihren Schöpfer zu ziehen, die dieser fürchtet."[27] Es gilt also unbedingt zu vermeiden, ständig Vorstellungen zu hegen, die nichts anderes bewirken, als genau das Klima zu erzeugen, in dem sich das vorgestellte Negative auch tatsächlich ereignen kann. Durch ein solches Verhalten schwächt sich der Mensch selbst und verringert sein eigenes Kraftpotenzial, das er wiederum zu seiner Genesung dringend benötigt.

---

27 a.a.O., S.93

Ganz ungesund ist natürlich ein Verhalten, bei dem das eigene Leid oder die langwierige Krankheit dazu benutzt wird, um über die herzzerreißenden persönlichen Klagen Mitgefühl oder Sympathie seitens Dritter zu erlangen. Diese Form der subtilen Manipulation wird sich über kurz oder lang ausgesprochen schädlich auf jeden auswirken, der diese Vorgehensweise praktiziert. Wer wochen- oder monatelang seine Umgebung mit den Worten empfängt: „Es geht mir heute wieder so schlecht!", der mag sich nach dem vorstehend Ausgeführten selbst die Frage beantworten, welche Rückschlüsse er für seine Gesundheit daraus zu ziehen hat.

Das dramatischste Beispiel, wie das Denken das Sein – und zwar bis auf die Ebene der Organe – bestimmt, schildert der Arzt Klaus-Dieter Platsch in seinem Buch „Was heilt". Er beschäftigt sich ausführlich mit den Forschungen des amerikanischen Herzchirurgen Paul Pearsal, der bei seinen Forschungen über Körper- und Zellbewusstsein die Verhaltensweisen von Menschen mit einem Spenderherzen beobachtete. Aus ethischen Gründen teilt man dem Empfänger in der Regel keinerlei Informationen darüber mit, wer die Spenderpersönlichkeit gewesen ist. Pearsal konnte jedoch im Rahmen seiner Forschungen die jeweiligen Bezugspersonen, also den Empfänger und den betreffenden Spender, zuordnen und stellte verblüffende Bewusstseinsprozesse fest. In vielen Fällen kam es zu signifikanten Veränderungen im Verhalten und in den Einstellungen der Empfängerpersönlichkeit. Gestik und Redewendungen, aber auch Charakter und Vorlieben bzw. Abneigungen der Spender zeigten sich auffällig in den neuen Trägern des alten Herzens. Das konnte so weit gehen, dass ehemalige begeisterte Klassik-Liebhaber sich der Neigung des Spenders zur Rockmusik überließen.

Das erschütterndste Beispiel, dem Pearsal begegnete, ist allerdings das eines achtjährigen Mädchens, das Platsch als Fallgeschichte anführt: „Einem achtjährigen Mädchen wurde ein Herz transplantiert. Bereits kurze Zeit nach der Transplantation begann das Mädchen, Ängste und schwere Alpträume zu entwickeln. Man interpretierte das zunächst einfach nur als ein psychisches Durchgangssyndrom nach der schweren Operation. Aber die Störungen hielten an, und das Mädchen musste psychotherapeutisch begleitet werden. Dabei fiel auf, dass es in seinen Träumen immer von einer Vergewaltigung und von Todesdrohungen träumte. Was das Mädchen selbst nicht wissen konnte, war, dass das Spendermädchen durch eine brutale Vergewaltigung zu Tode gekommen war. Diese Gewalterfahrung und die damit verbundenden Ängste hatten sich offenbar durch die Herztransplantation übertragen. Letztlich konnte man sogar den Täter anhand der Träume der jungen Patientin ermitteln und ihm den Prozess machen."[28] Dieser dramatische Fall wirft natürlich grundlegende Fragen zum Thema Organspende auf, doch soll diesen hier nicht weiter nachgegangen werden. Für das Fünfte Gesetz ist der Fall nur insofern exemplarisch, als er belegt, wie „das Denken das Sein" bestimmt. Von daher wählte Platsch nicht ganz unzutreffend für sein zitiertes Kapitel die Überschrift „Wie der Herzmuskel Bewusstsein überträgt". Es ist zwar nicht der „Herzmuskel", sondern das geistige Feld, welches das Spenderorgan prägte und durchdrang, aber für eine oberflächliche Betrachtung steht fest, dass bei einer Organtransplantation, speziell des Herzens, nicht nur „Biomasse", sondern auch Bewusstsein übertragen wird.

---

28 Klaus-Dieter Platsch, Was heilt, Stuttgart 2007, S.115 (Zit. aus: Paul Pearsal, Heilung aus dem Herzen, München 1999, S.29)

Es kann, unter Berücksichtigung der Bewusstseinsforschung der letzten drei Dekaden, heute kein vernünftiger Zweifel mehr an der schier unbegrenzten Macht der Gedanken geäußert werden. Ein starker, mit innerer Kraft und Begeisterung erfüllter Gedanke kann von einer schweren Krankheit befreien – oder ein ganzes politisches System auflösen. Dem Gedanken folgt die Energie, was im Einzelnen noch im Achten Heilungsgesetz zu thematisieren sein wird. Mit dieser Einsicht wird jedem Erkrankten ein einfaches, aber überaus wirksames Heilmittel in die eigenen Hände gelegt, das er ohne jede fremde Unterstützung einzusetzen vermag. Die Gedanken sind frei, sie richten ihre Flugbahn jedoch an den Impulsen ihres Absenders aus!

ICH BEOBACHTE MEINE GEDANKEN
MIT MEHR ACHTSAMKEIT
UND ERFÜLLE SIE MIT GEISTIGER KRAFT!

Das sechste Gesetz

NICHT MEIN, SONDERN DEIN WILLE GESCHEHE

Das Sechste Gesetz reicht in seiner Bedeutung weit über das Themenfeld „Heilung" hinaus, ist aber auch für dieses von großem Belang. Für sein tieferes Verstehen ist ein Blick auf die historische Situation erforderlich, die Lukas in dem nach ihm benannten Evangelium im Absatz 22,39-45 schildert. Es ist die berühmte Ölberg-Szene, als Jesus fragt, ob „der Kelch an ihm vorübergehen dürfe". In den Jahren seines Wirkens hatte Jesus unzählige Male bewiesen, dass ihm Macht über Himmel und Erde verliehen war. Er hätte „Legionen von Engeln" zu seinem Schutz herbeirufen können, die eine Gefangennahme durch den Sanhedrin und die römischen Soldaten verhindert hätten. Er lehnte dies ab, damit „Gottes Wille geschehen konnte". Es gibt keine vergleichbare Begebenheit in der Geschichte der Menschheit. Und es ging offensichtlich um mehr, als um eine zeitgeschichtliche Episode in der Religionsgeschichte.

In seiner einzigartigen Hingabe des Eigenwillens an einen höheren göttlichen Plan offenbarte Jesus ein geistiges Gesetz, das zur Heilung des Planeten sowie jeder einzelnen Menschenseele

Gültigkeit besaß. Der Missbrauch des von Gott gegebenen freien Willens hatte den Menschen bis in die Materie geführt. Heute wissen wir durch die tiefer blickenden Quantenphysiker, dass Materie nichts anderes ist als „gefrorener Geist". Diese moderne Einsicht korrespondiert mit dem uralten Mythos des „Falls der Geister". Die Materie stellt nicht die ursprüngliche Schöpfung dar, sondern ist das Ergebnis eines Absinkens, eines Sich-Entfernens vom göttlichen LICHT. Der Grund dafür war: Der Missbrauch des freien Willens!

Jesus vollzog in seiner heroischen Aufgabe des letzten Eigenwillens nicht nur einen persönlichen Akt vollständiger Hingabe, sondern er vollbrachte zwei weltgeschichtliche Taten:

1. Er heilte die Erde in ihrer Ganzheit.
2. Er zeigte jedem Einzelnen den Weg, seine eigene Heilung einzuleiten.

Diese kurze Abhandlung eines christlich-mystischen Zusammenhanges mag in einem Buch über Heilung vielleicht ein wenig verwundern, erschien aber hilfreich, um die tiefste Dimension des sechsten Heilungsgesetzes aufzuzeigen. Die Aufgabe des Eigenwillens ist nicht nur bedeutsam für die Heilung des Körpers, sondern besitzt auch eine weit darüber hinaus reichende seelisch-geistige Komponente. Diese könnte selbstverständlich ausführlich thematisiert werden, doch soll der Fokus der nachfolgenden Ausführungen weiterhin auf dem Heilungsgeschehen im Hier und Jetzt liegen, wodurch auch ein nicht-christlicher oder a-religiöser Standpunkt bestimmte Zusammenhänge zu akzeptieren vermag. Für den geistig suchenden Menschen soll die Dimension, von der hier die Rede ist, durch die Worte eines großen Weisen verdeut-

licht werden: „Eines der Hauptziele der Seele ist es, vergiftete
Substanz wieder freizumachen, indem sie Ungleichgewicht aus-
gleicht, läutert und Kanäle schafft, durch die Erleuchtung in die
Welt gebracht werden kann."[29]

Wahre Heilung ist daher ein Geschehen, welches das Leben in
mehreren Dimensionen betrifft. Daher kann eine Behandlung,
welche den Menschen als „Maschine" betrachtet, nicht im eigentlichen Sinne als „Heilung" bezeichnet werden. In diesem Fall
kann man tatsächlich zutreffender von „Reparatur" sprechen.
Es wird an der „äußeren Hülle" des Menschen gearbeitet, ohne
sein wirkliches Wesen zu berühren. Inzwischen sehen aber auch
vermehrt Ärzte das Heilungsgeschehen unter einem spirituellen
Blickwinkel: „Die geistige Natur des Einzelnen ist ein wesentlicher Teil des Heilungsprozesses. Ob wir es wissen oder nicht,
Gott heilt, und sein Geist ist die heilende Energie. Die verschiedenen Heilmethoden dienen nur dazu, diese Energie für uns zu
kanalisieren. Wir können Ärger, Angst, Schuld und Schrecken,
mit ihren Begleiterscheinungen wie Stress und Spannung, nicht
eher abbauen, als bis wir die in uns strömende Geisteskraft erfahren. Die Heilenergie des göttlichen Geistes transformiert Leid
und Schmerz in Liebe und Mitgefühl. Diese Erfahrung des Gottes
in uns gibt dem Leben eine bleibende Sinnhaftigkeit. Sie wandelt
ein Bewusstsein, das ständig voll Sorge um begrenzte materielle
Güter kämpft, zu einem Bewusstsein der Ehrfurcht vor der grenzenlosen Schöpfungskraft des Geistes."[30]
Es ist für die Erfahrung des Heil-Werdens nicht erforderlich, das

---

29 Der Pfad der Heilung, a.a.O., S.46
30 So der amerikanische Arzt Dr. George L. Hobgen. Zit. in Dora Kunz,
      a.a.O., S.126

Heilungsgeschehen an sich zu verstehen. Möglicherweise reicht die bis jetzt verwirklichte Höhe des menschlichen Bewusstseins auch noch nicht aus, um es in seiner ganzen Tiefe und in allen seinen Aspekten zu verstehen. Viele Heiler sprechen aufgrund ihrer Wahrnehmung vom „göttlichen Heilungsfeld", das über Zeit und Raum hinweg allgegenwärtig ist, aber nicht gleichsam absichtsvoll, willentlich oder gar durch irgendeine Manipulation erreicht werden kann. Es geht vielmehr um Loslassen und Hingabe. Dora Kunz verwendet in diesem Zusammenhang den Begriff „Synchronizität", wenn der Patient sich offen für eine tiefgreifende Veränderung zeigt. „Die Heilkraft durchströmt ihn augenblicklich auf *allen Ebenen*. Ob aus geistiger Quelle oder aus irgendeiner anderen, die einzig mögliche Erklärung ist im Sinne der Synchronizität. Es ist interessant, dass in den Berichten über Lourdes die meisten Patienten, die geheilt wurden, dem Tode nahe waren. Ich selbst beobachtete, dass Kranke, welche auf der Stelle gesund wurden, kurz vor dem Tode standen. Sie hatten ihre Verhaftungen bereits losgelassen und besaßen nicht mehr die Energie, an ihnen festzuhalten; das ist es, was eine Heilung ermöglicht. Nicht zuletzt mag es einer der Faktoren sein, die bei diesen seltenen, vollkommenen Heilungen, von einem Augenblick auf den anderen, eine Rolle spielen."[31]

Der amerikanische Arzt Larry Dossey kommt aufgrund seiner langjährigen Forschungen zu einem ähnlichen Schluss, der weitgehend auf der Anwendung des Sechsten Gesetze aufbaut. Er zieht Huxleys „Gesetz der umgekehrten Anstrengung" heran. „Der spontane, ungeplante Charakter telesomatischer Reaktionen lässt vermuten, dass es ein „Gesetz der umgekehrten Anstren-

---

31 Dora Kunz, a.a.O., S.371

gung" gibt, wie Aldous Huxley es einmal ausgedrückt hat. Je
mehr wir versuchen, diesen Ereignissen nachzuhelfen und sie zu
kontrollieren, umso mehr scheinen sie uns zu entgleiten. Das Geheimnis besteht offenbar darin, sich nicht zu bemühen und nicht
zu handeln, und dadurch zuzulassen, dass die Welt telesomatisch
ihre Weisheit manifestiert, nicht unsere."[32] Die Wortwahl oder
die Bilder zu betrachten, die für das Heilungsgeschehen gewählt
werden, zeigt ein seltsames Phänomen. Es scheint so, als habe
die Welt es verlernt, einfach zu denken und zu sprechen. Statt
von Hingabe oder dem „Dein Wille geschehe" zu reden, wird ein
„Gesetz der umgekehrten Anstrengung" formuliert! Vielleicht
haben die vielen seltsamen Spielarten der Weltreligionen sowie
der zahllose Machtmissbrauch im Namen ihrer Begründer dazu
geführt, dass gerade gebildete Schichten sich heutzutage scheuen,
bestimmte religiöse Wahrheiten auszusprechen, in der Befürch-
tung, für „unaufgeklärt" gehalten zu werden. Vielleicht ist die Zeit
gekommen, in der „Aufhebung" des aufgeklärten Humanismus,
nunmehr zu einem spirituellen Humanismus überzugehen.

An dieser Stelle könnte ein Missverständnis auftreten, als würde das Sechste Gesetz dazu auffordern, gleichsam die Hände in
den Schoß zu legen und nur auf die Gnade Gottes zu warten. Auch
ein rustikal verstandenes protestantisches „sola fidei", wonach
allein der Glaube an Gott die Gesundheit schenke, ist hier nicht
intendiert. Dies wird bereits durch den Ursprung des Sechsten
Gesetzes deutlich. Jener Mann, der im Garten Gethsemane das
„Dein Wille geschehe" sprach, war ein Gottesbote, der seine Klar-
heit, Kraft und geistige Ermächtigung unzählige Male offenbart

---

32 Larry Dossey, Heilende Worte, Amerang 2010, S.106

hatte. Es war die Übergabe eines ungeheuer starken Willens, der
eine schier übermenschliche Aufgabe kraftvoll bis an die Schwelle der Vollendung gebracht hatte. Sich wahrhaft hinzugeben, den
eigenen Willen in bewusster Konsequenz dem göttlichen Willen
anheimzugeben – erfordert eine immense seelische Größe.

Willenskraft und Willensstärke sind menschliche Charakterei-
genschaften, die keinesfalls grundsätzlich negativ besetzt sind. Sie
vermögen im menschlichen Zusammenleben wertvolle Dienste zu
leisten. Sie können bei der Verwirklichung bestimmter Projekte,
im politischen Leben oder im sozialen Miteinander ebenso wertvoll sein wie in der Stärkung der irdischen Persönlichkeit. „Bei
allem, was wir tun, müssen wir Willenskraft anwenden", betont
Indiens großer Yoga-Meister Yogananda, und zieht dabei die wil-
lentliche Ausübung der Yoga-Praxis heran, um „unserem Körper
neue Kraft zuzuführen".[33] Dieses Beispiel mag als Hinweis für
die aktive heilsame Nutzung der Willenskraft im Alltag dienen.

Das Sechste Gesetz bezieht sich nicht auf die natürlichen Prozesse von Ernährung, Körperpflege, Entspannung oder Meditation – es zielt auf eine tiefere Dimension. Diese kann sich aber
dennoch ganz konkret im Alltag zeigen.

Wir leben nicht nur in einer Zeit der nahezu totalen Kommerzi-
alisierung des Lebens, sondern wir leben vor allem immer stärker
in einer Grundausrichtung des „Ich will haben". Erschrecken-
derweise hat diese Einstellung auch in sogenannten spirituellen
Kreisen Einkehr gehalten. Man sucht einen neuen Mann, eine
neue Frau, kein Problem: „Wünsch sie dir doch einfach!" Man
sucht einen neuen Beruf, möchte ein neues Haus oder nur ein
neues Auto, kein Problem: „Bestelle es dir doch einfach beim

---

33   Yogananda, Autobiographie eines Yogi, Weilheim 1973, S.264

Universum!" Man möchte endlich gesund werden, kein Problem: „Sprich doch einfach die richtige Affirmation oder das passende Mantra!" So einfach stellen es sich nicht wenige Menschen vor – weil man es ihnen so verspricht.

Es ist teilweise weder denen, die solche Versprechungen in Form von Veröffentlichungen oder Seminaren in die Welt setzen, noch denen, die sie gläubig annehmen, bewusst, dass sie eine magische Handlung ausführen. Bei allen diesen Vorgehensweisen steht das „Ich will" im Vordergrund. Die Scheidung der Geister erfolgt aber genau an diesem Punkt: Während der Magier selbstbewusst sein „Ich will" spricht, bekennt der Mystiker demutsvoll „Dein Wille geschehe". Solange der Einzelne sein egoistisches Wollen nicht erkennt und überwindet, wird weder er selbst noch die Welt wahrhafthaft gesund werden. Daher betonte Krishnamurti immer wieder: „Du bist die Welt!"

Im Loslassen des Eigenwillens und in der Hingabe an jene wunderbare Kraft, die viele Gott, andere Buddha-Natur oder Weltgeist nennen, liegt der Schlüssel zur Heilung des „Teils und des Ganzen".

DIE ANWENDUNG

Es dürfte deutlich geworden sein, dass das Sechste Gesetz viel mit dem Thema Hingabe zu tun hat. Es geht um die Hingabe an eine höhere Instanz, eine höhere Wirklichkeit oder Wesenheit. Es ist von untergeordneter Bedeutung, welchen Namen der Einzelne wählt. Jesus sprach dieses göttliche DU als „Vater" an. Womit er, wie auch in vielen anderen im Neuen Testament überlieferten Begebenheiten, die liebevolle Zuwendung dieser „höheren Wirklichkeit" zum Ausdruck bringen wollte. „Der Vater hat euch lieb!" Leider wird, gerade im Falle von Krankheiten, der „Dialog mit Gott" unter sehr verzerrten Voraussetzungen geführt, was ein Fallbeispiel belegt, das Caroline Myss anführt: „Tief in uns sitzt der Glaube, dass wir uns auf einen Opferdialog einlassen müssen, um von Gott gehört zu werden. Eine Frau in einem meiner Workshops erzählte, dass sie Fleisch und bestimmte andere Lebensmittelprodukte nicht mehr anrühre, seit sie vom Krebsleiden ihrer Tochter erfuhr. Sie hoffte, durch diese Maßnahme Gott dazu „anzuregen", ihre Tochter zu heilen. Diese Frau glaubte, dass Gebete allein nicht ausreichen würden; sie musste zusätzlich Maßnahmen ergreifen, um dem Gebet genügend Kraft zu verleihen. Stammesbewusstsein erfordert praktische Maßnahmen, und die gesamte Identität dieser Frau beruhte auf ihrer Rolle als Stammesmutter. Sie betete in der Öffentlichkeit, wobei sie die ganze Familie repräsentierte und zu ihrer vereinten „Stimme" als Stammesanführerin wurde. Sie gab sogar zu, dass sie die Opfer bringen müsse, weil keines der anderen Familienmitglieder stark genug sei, um die Disziplin zu wahren."[34]

Es herrscht ein seltsames Gottesbild, wenn man sich derart verhält. In Wahrheit liegt hier eine Vater-Projektion vor, in welcher der strenge Familienpatriarch durch Leistung und Buße gnädig gestimmt werden kann. Es erfordert oft sehr viel Mühe und ein großes Maß an Einfühlungsvermögen, um Menschen ein größeres Gottesbild zu vermitteln. Das „Krämerseelen-Gottvater-Bild", das einer solchen Einstellung zugrunde liegt, erweist sich als überaus hartnäckiges Gedankenelemental.

Auch im Fall einer schweren Erkrankung stellt eine bestimmte Stufe im Krankheitsverlauf die Phase der „Verhandlung mit Gott" dar. Es ist für viele Erkrankte noch immer ein ganz schwerer Schritt, zum einen die Krankheit anzunehmen und zum anderen darin eine Sinnhaftigkeit zu erkennen. Möglicherweise wird Hingabe auch mit Selbstaufgabe verwechselt. Es geht aber beim Annehmen eines Geschehens nicht darum, die eigenen Bemühungen oder den eigenen Lebenswillen aufzugeben, wie Dora Kunz im Zusammenhang mit der Vorgehensweise bei Depressionen treffend beschreibt.

„Der gehemmte Wille, trotz fehlender Energie etwas zu unternehmen, ist durchweg eines der herausragendsten Merkmale schwerer Depression. Doch was ist Wille und in welcher Beziehung steht er zu Selbstachtung und Selbstvertrauen?

Wille ist eine innere Eigenschaft, die jeder von uns besitzt. Er vermag Geist und Gefühle anzuregen und gleichzeitig den gesamten Menschen zu integrieren und zu aktivieren. Ein Aspekt des Willens ist Entschlusskraft; diese mag sich in Eigensinn

---

34   C. Myss, a.a.O., S.111

ausdrücken und zu einem tiefsitzenden Muster werden, eine Art
Ich-Bezogenheit. Die Energien sind nach innen gerichtet, anstatt
in ein gesundes Nach-außen-Strömen.

Der Wille beinhaltet bewusste Wahl. Wird der Wille eingesetzt,
so bedeutet dies in den meisten Fällen, dass man objektiv seine eigene Situation betrachtet hat und einsichtig gewesen ist. Verstand
und Emotionen sind an der Klärung beteiligt. Die Depression
hält Gedanken und Gefühle gefangen, das heißt, der Wille wird
blockiert. Folglich ist es für einen depressiven Menschen äußerst
schwierig, eine Veränderung vorzunehmen oder einen Ausweg
zu finden, obgleich er es unterschwellig wünscht.

Der Wille verfügt über die Kraft, die eigene Energie in Krisen-
zeiten zu mobilisieren; dadurch vermag er das „gesamte Sein"
zu vereinigen, um der Krise gegenüberzutreten. Krisen sind eine
Gelegenheit für Wachstum und neue Richtlinien. Doch das alles
erfordert Energie. Ist diese nach außen gelenkt, kann man sich
mit anderen Menschen verbinden, was wiederum die Energie
steigert. Nutzt man also den Willen, um nach außen zu gehen,
setzt der depressive Mensch, dessen Hauptaugenmerk bislang
ausschließlich auf sich selbst gerichtet war, den Impuls für Gesundheit frei."[35] Hier wird klar und deutlich der positive Einsatz
der menschlichen Willenskraft – in der Selbst-Behandlung bei
Depression – charakterisiert. Von daher sollte es kein Missverständnis im Sinne einer Willenlosigkeit oder Willensschwäche
im Zusammen mit dem Sechsten Gesetz mehr geben. Bewusste
Hingabe erfordert große Willensstärke.

Der Wille kann zerstörerisch oder kreativ sein. Er kann egois-
tisch oder altruistisch sein. Er kann auf das „Haben-Wollen" oder

---

35   Dora Kunz, a.a.O., S.311 f.

das „Geben-Wollen" ausgerichtet sein. Eine sinnvolle Umsetzung des menschlichen Willens ist frei von Anspannung, Kampf und Druck. Sie befindet sich im Einklang mit dem „Fluss des Lebens". Es zeigt sich eine harmonische Einheit von Wille und Bewusstsein; denn das Bewusstsein offenbart dem Einzelnen, inwiefern seine Willenskraft nur ein Spiegel der großen Schöpferkraft des Lebens ist. Wenn der Teil das Ganze zu erschauen – oder zu erahnen – vermag, fällt es ihm nicht länger schwer, seine egoistische Begrenztheit aufzugeben und bewusst und willentlich eins zu werden mit dem EINEN. Damit geht keine Auflösung einher, sondern die Ausweitung des irdischen in ein kosmisches Bewusstsein.

Gerade bei der Behandlung von depressiven Menschen erweist sich der gezielte Einsatz der Willenskraft als hilfreich, weil er die Grundlage für jene Stärkung des Selbstwertgefühles bildet, die überhaupt erst eine Hingabe an einen höheren Willen ermöglicht. Daher sind die Studien über Depressionskranke besonders erhellend, um den Unterschied zwischen dem Eigenwillen und einem höheren Willen anschaulich zu machen. „Der Prozess des Willenseinsatzes kann zahlreiche Formen annehmen. Vor allem muss die Aufmerksamkeit äußeren Interessen zugewendet werden und nicht der Beschäftigung mit sich selbst. Dazu gehört die Aktivierung der Wissbegierde, der eigenen Begabung und des Kontaktes zu und die Sorge für den Mitmenschen. Für einen chronisch depressiven Menschen reicht dies allerdings nicht aus, da er keinerlei Energie besitzt, überhaupt irgendetwas zu unternehmen. Obwohl der Erwachsene von Hoffnungslosigkeit übermannt ist, kann er sich Licht vorstellen oder das Empfinden, von einer höheren Macht, die ihm hilfreich zur Seite steht, emporgezogen zu werden.

Zahlreiche depressive Menschen haben berichtet, dass die bildhafte Dunkelheit von dem Gedanken an Licht oder einem Gefühl
räumlicher Ausdehnung aufgehoben wurde. Licht scheint ein po-
sitives Symbol im Gegensatz zur Dunkelheit der Depression zu
sein:

1. Werde ganz ruhig und sei in deiner Mitte. Besonders hilfreich dabei sind vorher aufgenommene geleitete Entspan-
   nungsübungen: Muskellockerung, Zwerchfellatmung und
   Imagination.
2. Stelle dir ein fernes Licht vor, es gibt dir Kraft; du bist von
   Energie durchflutet, sie strahlt aus dir hervor; bei jedem
   Ausatmen fühle, wie sich das Licht um dich ausbreitet.
3. Denke an eine höhere Macht; sie trägt dich, wenn deine
   eigene Energie dahinschwindet; besonders hilfreich sind
   religiöse, geistige und meditative Symbole."[36]

Wenn dieser erste Schritt aus der Isolation vollzogen worden
ist, kann der nächste die Hinwendung an ein Gegenüber sein.
Dora Kunz verzeichnete gute Erfolge, indem sie Depressions-
Patienten Haustiere anvertraute. Das Streicheln einer Katze ließ
die gestaute Energie nach außen fließen; der Spaziergang mit dem
Hund durchbrach in zweifacher Weise die krankhafte Beengung.
Auch der Kontakt mit Delphinen erwies sich für Menschen mit
seelischen Beschwerden als heilbringend und in vielerlei Hinsicht
segensreich.

Zuwendung, Begegnung und Berührung sind von außerordentli-
cher Bedeutung im Heilungsgeschehen. Die Hinneigung zu einem

---

36 Ebd., S.321

menschlichen oder selbst bereits zu einem vierbeinigen Du ist eine Vorbereitung für die Hinwendung an das große DU.

Egoismus und Isolation führen zu Krankheit. Eine alte Weisheit sagt: „Eine Haustür, die sich nicht Freunden öffnet, öffnet sich bald dem Arzt." Jede liebevolle Begegnung, jede Begegnung von Herz zu Herz enthält einen heilenden Funken. Begegnung gehört zum Wesen des Menschlichen. Meister Eckhart hat dieses Geheimnis schon vor siebenhundert Jahren in zwei berühmten Aussprüchen zusammengefasst:

1. Selbst wenn du in der tiefsten Verzückung säßest, aber ein Bedürftiger käme und bäte um ein Brotsüpplein, so solltest du aufstehen und es ihm bringen.
2. Wenn niemand da wäre, dem ich von meinem Geschauten berichten könnte, so würde ich es dem Opferstock verkünden.

Treffender kann Mitgefühl und Verbundenheit mit den Mitmenschen nicht ausgedrückt werden. Alles, was innerlich empfangen wird, sollte wieder mit anderen geteilt werden. So verbindet eine „Goldene Kette" den Himmel mit der Erde.

Die Hingabe und das Aufgeben des Eigenwillens sind ein zutiefst privates Geschehen. Es handelt sich um den intimsten Kontakt des Menschen mit einer höheren Wirklichkeit. Daher entzieht sich dieses Mysterium weitgehend der 'objektiven' Erörterung. Stattdessen soll abschließend zum Sechsten Gesetz ein Erlebnisbericht stehen, der Vicky Wall, der Begründerin des Farbheilungssystems „Aura-Soma", von einer engen Freundin, Honour Bazeley, mitgeteilt wurde. Er symbolisiert auf wunderbar bildhafte Weise das Geheimnis der Hingabe, indem ganz real ein krankes Tier in „höhere Hände gelegt" wurde. Honour Bazeley war eine berühmte Hundezüchterin, die eng mit ihren Tieren verbunden war. Eines ihrer Dackelweibchen hatte fünf Welpen geworfen, von denen eines kaum lebensfähig zu sein schien. Der Tierarzt drängte sie, es einzuschläfern, damit die anderen vier Welpen sich besser bewegen konnten, aber sie vermochte nicht einzuwilligen, obwohl das Ende abzusehen war. Dann erzählte sie Vicky Wall das folgende Geschehen:

„Um zu verhindern, dass es von den anderen erdrückt wurde, nahm ich es aus dem Korb. Es atmete kaum. Als ich es hielt, bemerkte ich plötzlich, dass jemand hinter mir stand. Seltsamerweise war ich weder beunruhigt noch fühlte ich mich gestört. Aber noch ungewöhnlicher war die unheimliche Stille.

Wie ich selbst wusste, löste allein das Nähern von Schritten wildes Gebell aus hundert Kehlen aus.

Ich drehte mich zu ihm um. Ich erinnere mich nicht, dass ein Wort gesprochen wurde. Auch weiß ich nicht mehr, wie er aussah oder was er trug. Er hinterließ keinen Eindruck als Person. Seine Hände waren ausgestreckt, und ohne nachzudenken legte ich den kleinen Welpen hinein. Mir war nicht bewusst, warum ich es tat. Noch immer wurde kein Wort gesprochen, noch immer herrschte diese Stille ringsum; dann plötzlich fand ich das kleine Wesen wieder in meinen Armen. Ich beugte mich nieder und legte es zu den anderen in den Korb. Als ich mich aufrichtete, war niemand mehr da!"[37]

Aus dem kaum überlebensfähigen Welpen wurde ein putzmunterer kleiner Geselle!

---

37   Vicky Wall, Aura-Soma, Frankfurt 1998, S.236

Hingabe geht Hand in Hand mit Vertrauen. Vertrauen lässt sich nicht lehren, es muss wachsen. Ähnlich ist es mit dem Heil-Werden, es lässt sich in seiner Tiefe nicht erklären oder vermitteln, man kann es nur dankbar annehmend erleben. Es ereignet sich, wenn man den kleinen Eigenwillen aufgegeben hat.

ICH LÖSE MICH VON MEINEN WÜNSCHEN
UND BEGIERDEN UND NEHME DAS LEBEN SO AN,
WIE ES IST!

Das siebte Gesetz

DEIN GLAUBE HAT DIR GEHOLFEN

Jesus erwiderte: „Es hat mich jemand berührt; denn ich fühlte, wie eine Kraft von mir ausströmte." Als die Frau merkte, dass sie es nicht verheimlichen konnte, kam sie zitternd zu ihm, fiel vor ihm nieder und erzählte vor allen Leuten, warum sie ihn berührt hatte und wie sie durch die Berührung sofort gesund geworden war. Da sagte er zu ihr: „Meine Tochter, dein Glaube hat dir geholfen. Gehe in Frieden."

Diese Heilungsgeschichte aus dem Lukas-Evangelium (8,47 f.) ist in zweierlei Hinsicht bemerkenswert. Sie macht zum einen deutlich, welche entscheidende Bedeutung der eigenen Einstellung (dem Glauben) zukommt, indem Jesus der geheilten Frau bestätigt, dass es allein ihr „Glaube" gewesen sei, der die Heilung herbeigeführt habe; zum anderen belegt diese Erzählung, dass Jesus gleichsam eine unaufhörlich sprudelnde „Heilungsquelle" gewesen sein muss. Wer sich ihm näherte, um von diesem „Wasser des Lebens" zu trinken, der wurde gesund; denn Jesus selbst bekannte, nicht aktiv an dem Heilungsgeschehen mitgewirkt zu haben, es sei allein „eine Kraft von ihm ausgeströmt".

In diesen Worten finden wir den Schlüssel zu praktisch allen Wundern der Gebetsheilung an den großen Wallfahrtsorten der Welt – zu welcher der großen Weltreligionen sie auch immer zugeordnet werden mögen. Wenn der Dalai Lama in Lourdes die „Gegenwart eines großen Bodhisattvas" spürt, dann wird deutlich, dass die Grenzen der Religionen zwischen den erwachten oder zumindest geistig aufgeschlossenen Menschen längst gefallen sind. Wer sich mit einem offenen, vertrauensvollen und gläubigen Herzen der HEILUNGSKRAFT nähert, der wird von ihr erfasst werden – an welchem Ort und zu welcher Zeit auch immer.

Das Faszinierende an unserer Zeit ist, dass wir aufgrund der modernen Quantenphysik einen Schlüssel in die Hand bekommen haben, um das Phänomen „Wunder"- oder „Glaubens-Heilung" zumindest annähernd transparent zu machen. Wenn Physiker wie Werner Heisenberg oder Hans-Peter Dürr recht haben, dann führt eine tiefgläubige Einstellung offensichtlich dazu, die makrokosmische Ebene zu verlassen und in einen mikrokosmischen Bereich einzutauchen, auf dem ein „einheitliches Heilungsfeld" wirkt, dem grenzenlose Kräfte zugesprochen werden können. „Die Felder in der Quantenphysik sind nicht nur immateriell, sondern wirken in ganz andere, größere Räume hinein, die nichts mit unserem vertrauten dreidimensionalen Raum zu tun haben. Es ist ein reines Informationsfeld und hat nichts mit Masse und Energie zu tun. Dieses Informationsfeld ist nicht nur innerhalb von mir, sondern erstreckt sich über das gesamte Universum. Der Kosmos ist ein Ganzes, weil dieser Quantencode keine Begrenzung hat. Es gibt nur das Eine."[38] Es wäre sicher ein Trugschluss, wollten wir behaupten, die moderne Wissenschaft wäre in der Lage, das große „Geheimnis des Lebens" zu entschlüsseln, aber auf dem endlosen Weg zum letzten MYS-

---

38   Hans-Peter Dürr, Warum es um das Ganze geht, München 2010, S.112

TERIUM vermag die Quantenphysik zumindest das Wirken der verschiedenen „Felder" zu verdeutlichen und damit einen Beitrag zum Verständnis der Heilungsgesetze zu leisten.

Es gibt im Matthäus-Evangelium (17,20) einen weiteren bedeutsamen Vers, in dem Jesus auf das Geheimnis des Glaubens eingeht – das Gleichnis vom Senfkorn. „Wenn euer Glaube auch nur so groß ist wie ein Senfkorn, dann werdet ihr zu diesem Berg sagen: Rücke von hier nach dort!, und er wird wegrücken. Nichts wird euch unmöglich sein."

Dies ist zweifelsfrei eine der herausforderndsten Stellen des gesamten Neuen Testamentes. Zum einen stellt sich die Frage, was denn ein „Senfkorn-Glaube" sein mag. Offensichtlich ein Symbol für die kleinstmögliche „Glaubenseinheit". Nun ist allerdings kein Beispiel bekannt, dass ein in diesem Sinne Gläubiger einen „Berg verrückt habe". Angesichts dieser Aufforderung muss die Menschheit bekennen, dass sie offensichtlich als Gesamtheit versagt hat, was ihre Glaubensstärke anbelangt. Die düstere Macht des Zweifels ist auch im 21. Jahrhundert ungebrochen. Dadurch, dass dem einzelnen Menschen – und somit über die Medien der gesamten Menschheit – immer wieder vor Augen geführt wird, wie gefährdet sein Leben ist, stellt sich ständig die Frage: Wo war Gott, als sich alle diese zahllosen Unglücke und Katastrophen ereigneten? Solange Menschen keine Antwort auf diese aus tiefster Verzweiflung herausgeschriene Frage finden, werden sie weiter zweifeln. Daher lehren auch die großen Yoga-Meister oder tibetischen Lamas ihre westlichen Schüler immer wieder, dass die Phase des Zweifels erst dann überwunden wird, wenn sie „erwacht" sind. Dann erst werden sie von „Angesicht zu Angesicht" sehen und nicht länger nur „in einem dunklen Spiegel".

Doch es gibt Hoffnung. In den vergangenen zwei Jahrtausenden
– bis in die Gegenwart – hat es immer wieder begnadete Heiler
gegeben, die todkranke oder verkrüppelte Menschen allein durch
ihr Gebet oder das Auflegen ihrer Hände geheilt haben. Einige
Beispiele im „Anwendungsteil" zu diesem Gesetz werden dies
belegen.

Es müssen nicht immer Heilungen sein, welche die Kraft offenbaren, die aus einer gläubigen Einstellung des „Mit Gottes
Hilfe werde ich es schaffen" freigesetzt wird. Wenn eine ver-
zweifelte Mutter zu Gott schreit, weil ihr Kind unter ein Auto
geraten ist, und sie es schafft, das Auto anzuheben und das Kind
hervorzuziehen, oder ein Mann im Krieg einen schwer verletzten
Soldaten aus einer Schlacht kilometerweit in Sicherheit schleppt,
beziehungsweise ein anderer einen gestürzten Bergkameraden
unter unmenschlicher Anstrengung ins Tal trägt, dann zeigen alle
diese vielfach überlieferten Ereignisse, welche Kräfte im Menschen ruhen.

Wenn wir heute das Wort „Glaube" benutzen, gehen wir in der
Regel davon aus, einen religiösen Kontext vor uns zu haben. Es
gibt aber zahlreiche Facetten des „Glaubens", die vom Glauben
an die eigene innere Stärke über den Glauben an eine Sinnhaftigkeit allen Geschehens bis hin zum Glauben an das Gute im
Menschen reicht. Jede dieser Facetten zeichnet jedoch aus, dass
sie eine positive Grundprägung aufweist. Im heilerischen Sinne bedeutet Glaube die tiefe innere Überzeugung, dass das, was
gerade durchlebt oder gar durchlitten wird, eine Sinnhaftigkeit
beinhaltet und zu einer umfassenden und unfassbaren Ordnung in
einem größeren Ganzen gehört. Diese Überzeugung aktiviert jene
inneren Kräfte, die letztlich zu einer Genesung beitragen. Glaube

ist hier auch die Befreiung vom Eigenwillen und die Akzeptanz dieser höheren Ordnung. Dem Glauben liegt immer, wenngleich vielfach unbewusst, die Empfindung von der EINHEIT DES LE-BENS zugrunde.

Es gibt zahlreiche wissenschaftliche Untersuchungen, die auf überzeugende Weise belegen, inwiefern eine gläubige Grundhaltung nachhaltigen und dokumentierbaren Einfluss auf Heilungsprozesse zu nehmen vermag. Schon im Jahr 1982 hat der amerikanische Arzt Randolph Byrd auf einer Intensivstation für Herzkranke in San Francisco eine Untersuchung durchgeführt, die herausfinden sollte, ob es einen Einfluss von Gebeten auf den Verlauf einer Krankheit gibt.[39] Bei dieser Untersuchung wurde für 192 Patienten, die während des Verlaufs von zehn Monaten dort behandelt wurden, gebetet. Für eine Kontrollgruppe, die 200 Personen umfasste, wurde nicht gebetet. Es handelte sich bei dem Forschungsprojekt um eine sogenannte „Kontrollierte randomisierte Doppelblind-Studie", bei der das Los über die Zugehörigkeit zu der jeweiligen Gruppe entschied. Weder die Ärzte noch die Patienten wussten, zu welcher Gruppe sie gehörten, das heißt, ob für sie gebetet wurde oder nicht.

Zur Verblüffung aller Beteiligten zeigte sich, dass es den Patienten in jener Gruppe, für die gebetet wurde, gesundheitlich signifikant besser ging. Die Notwendigkeit zu künstlichem Koma mit Beatmung, der Bedarf an Antibiotika, die Häufigkeit von Herzstillständen oder Herzschwächen sowie die Zahl der Lungenentzündungen war deutlich geringer als in der Gruppe, für die nicht gebetet wurde.

---

39   Vgl. Info von „Natur und Medizin", 2/2003

Das „Königliche Kolleg der praktischen Ärzte in England"
führte ebenfalls in den achtziger Jahren ein interessantes Experi-
ment durch, das die Macht des Glaubens, der Selbstbeeinflussung
oder der Suggestion belegt. Es ging dabei um eine Behandlung
von Warzen, die damals bei Schulkindern häufig auftraten. Sie
waren nicht gefährlich, aber lästig und höchst unangenehm. 120
Kinder verschiedenen Alters, die unter derartigen Warzen (veruc-
cas) litten, wurden in drei gleiche Gruppen eingeteilt. Die erste
sollte jeden Tag eine Formalinlösung auftragen, die damals als
die gebräuchlichste Behandlungsmethode angesehen wurde. Die
zweite Gruppe erhielt zur täglichen Behandlung eine Flüssigkeit,
die jedoch nur reines Wasser beinhaltete; die dritte sollte jeden
Tag eine bestimmte Tablette einnehmen. Nach sechs Wochen kamen die 120 Kinder zur Kontrolle. Sechzig Prozent einer jeden
Gruppe waren genesen!

Diese Arten von Fallbeispielen ließe sich in schier endlosen
Reihen anführen. Ihnen allen liegt das gleiche Phänomen zugrunde: Eine innere Glaubenshaltung führte zu bestimmten positiven
Ergebnissen, ohne dass dafür irgendwelche äußeren Indikatoren
Anlass gegeben hätten. In den meisten dieser Untersuchungen
waren die beteiligten Personen ganz normale Durchschnittsbür-
ger. Sie zeichneten sich in der Regel nicht durch eine besonders
ausgeprägte religiöse Einstellung aus, waren keine Nonnen oder
Mönche und praktizierten auch keine intensiven Yoga-Techniken
oder sonstige geistige Übungen. Dennoch zeitigte ihre Glaubenshaltung nachhaltige Auswirkungen. Was mag, angesichts dieser
Ergebnisse, für den Menschen möglich sein, wenn es ihm gelingt,
den „Senfkorn-Glauben" zu verwirklichen?

DIE ANWENDUNG

Es gibt für die Glaubens-Praxis im eigentlichen Sinne keine An-
leitung. Die Umsetzung des eigenen Glaubens, die ja im tiefsten
Grund einen ganz persönlichen Dialog mit der Göttlichen Gegenwart darstellt, liegt ganz in den Händen jedes Einzelnen. Daher
kann die „Anwendung" des Siebten Gesetzes weitgehend nur im
Dokumentieren von außergewöhnlichen Glaubensheilungen liegen, was natürlich teilweise auch eine Dokumentation über das
Wirken außergewöhnlicher Heiler beinhaltet.

Der amerikanische Psychologe Lawrence LeShan, der sich
auch intensiv auf theoretischer und praktischer Ebene mit dem
Geistigen Heilen befasste, schildert einen bemerkenswerten Fall,
der tatsächlich eher unter das Phänomen „Glaubensheilung" und
weniger unter die Überschrift „Geistheilung" fällt. Ein Mann, der
LeShan kannte, bat ihn um die Behandlung einer sehr schmerzhaften Erkrankung, die eine sofortige und schwere Operation erfordert hätte. LeShan berichtet das dann Geschehene wie folgt:
„Ich versprach, das in der kommenden Nacht zu tun, und als er
am nächsten Morgen erwachte, hatte eine „Wunderheilung" statt-
gefunden. Der Facharzt war sehr erstaunt und erbot sich, mir die
Röntgenbilder vor und nach der Heilung zuzuschicken und eine
Veröffentlichung in einer wissenschaftlichen Zeitschrift zu unterstützen. Es wäre der Fall des Jahrhunderts für die Geistheilung
gewesen, wäre da nicht ein kleines Detail. Unter dem Druck von
zu viel Arbeit hatte ich vergessen, die Heilung durchzuführen!"[40]

---

40 Lawrence LeShan, The Medium, The Mystic, and the Physicist, New
    York 1974, S.125

Ein Fall, den skeptische Kreise mit Begeisterung unter dem
Etikett „Placebo-Effekt" abgelegt hätten. Seltsamerweise heißt
abgelegt stets auch: Abgeheftet und vergessen! Wenn „Placebo-
Effekte" solche ungeheuerlichen Wirkungen zu zeigen vermögen,
dann wäre es doch in höchstem Maße angeraten, alle Mittel einzusetzen, um ihrem Geheimnis auf die Spur zu kommen. Selbst
wenn breit angelegte Untersuchungen zu dem Ergebnis kommen
sollten: „Wir sehen die Wirkungen, aber wir erkennen die Ursachen nicht!", dann wäre das doch eine ehrliche Einschätzung
des Geheimnisvollen, des Unerklärlichen im Heilungsbereich.
Die Nicht-Beachtung der ans Wunderbare grenzenden Heilungen stellt eine schwer zu akzeptiernde Form von Arroganz und
Ignoranz dar.

Der wohl berühmteste Geistheiler aller Zeiten war der Englän-
der Harry Edwards. Ein bescheidener, tief gläubiger Mensch, der
von sich selbst sagte, während seiner Heilbehandlungen „oben
angeschlossen" zu sein. In seinem Grundlagenwerk „Geistheilung" beschreibt er sein Wirken und die außergewöhnlichen Heilungserfolge. „Ich führe den Fall der Frau eines Priesters der
Methodisten an, die um Heilung ihres schwachsichtigen rechten
Auges bat; ihr linkes Auge war bereits seit dreißig Jahren erblin-
det. Wir hielten es für höchst unwahrscheinlich, dass das blinde
Auge geheilt werden könnte, weshalb wir uns auch nicht um dessen Heilung bemühten, sondern die Aufmerksamkeit allein nur
auf die Heilung des rechten Auges gerichtet wurde. Doch als die
Behandlung beendet war, konnte sie auch mit dem linken Auge
wieder vollkommen sehen.
Kurze Zeit nach dieser Heilung geschah eine ähnliche, und
zwar die Heilung des Ohres eines Anglikanischen Priesters, der

viele Jahre völlig taub gewesen war. Noch bemerkenswerter war
der Fall eines jungen Mannes, dessen Wirbelsäule von Geburt
an verkrüppelt war; sie war wie ein regelrechtes „S" geformt,
bildete einen Buckel und war völlig steif. Ich hatte mir gedacht,
dass dieses Leiden so fortgeschritten und so tiefsitzend war, dass
wir vernünftigerweise keine Änderung erwarten durften; aber
wir machten den Versuch. Zu meiner Überraschung fühlte ich,
dass die Wirbelsäule nachzugeben begann, biegsam wurde und
sich geradestreckte."[41]

Edwards, der wie kaum ein anderer über die jahrzehntelange
Erfahrung ungezählter Behandlungen verfügte, war sich stets
bewusst, dass die eintretenden Heilungen nicht „sein Verdienst"
waren. Er vertraute ganz auf eine höhere Wirklichkeit und war
mit dieser in seinem Glauben auf einmalige Art und Weise verbunden. Auf alle Fragen bezüglich seiner „Heilkräfte" antwortete
Edwards immer wieder: „Die Heilungskräfte wirken durch uns;
sie stammen nicht von uns."[42]

Ein weiterer tief gläubiger Mensch des 20. Jahrhunderts, der
zudem als Werkzeug für viele oft ans Wunderbare grenzende Heilungen diente, war der italienische Kapuzinerpater Padre Pio. Von
vielen, auch von seinen eigenen Glaubensbrüdern, angefeindet
und belächelt, galt er auch in der offiziellen Katholischen Kirche
viele Jahre als nicht glaubwürdig. Kaum jemand wusste, dass
Padre Pio auf äußerer und innerer Ebene über bemerkenswerte
'Kontakte' verfügte. Wenn man heute in seiner Umgebung den
Namen des bedeutensten englischen Esoterikers des 20. Jahrhunderts, Wellesley Tudor-Pole, nennen würde, dürfte man mit

41 Harry Edwards, Geistheilung. Freiburg 1960, S.38
42 Ebd., S.54

ziemlicher Sicherheit auf fragende Blicke stoßen. Tudor-Pole war
die „graue Eminenz" der spirituellen Bewegung Englands und
zudem ein gefragter Mann hinter der politischen Bühne. Er war
der geistige Berater Churchills während des 2. Weltkrieges, und
sein Einfluss wird heutzutage eher noch unterschätzt. Und Tudor-
Pole war mit Padre Pio befreundet!

Anlässlich eines Besuches in Italien weilte er mit Padre Pio in
der Sakristei, als eine Bäuerin eintrat. Tudor-Pole berichtet: „Die
Bäuerin trug ein sehr gebrechliches siebenjähriges Mädchen auf
ihren Armen. Ihr Mann folgte ihr und erzählte mir, dass ihr Kind
von Geburt an stumm und gelähmt sei und niemals habe gehen
und sprechen können. Das Kind war völlig abgezehrt und schien
bewusstlos zu sein. Padre Pio veranlasste, dass eine Wolldecke
auf den Steinfußboden der Sakristei gelegt wurde, und sagte der
Mutter, sie solle ihr Kind darauf legen. Dann besprengte er die
anscheinend leblose Gestalt der Kleinen mit Wasser und versenkte
sich lange in ein stilles Gebet. Schließlich sagte er auf Lateinisch:
„Stehe auf und gehe!" Das Kind rührte sich, öffnete die Augen,
lächelte und setzte sich auf. Beide Eltern lagen betend und wei-
nend auf den Knien. Dann nahm Padre Pio das Kind an der Hand
und half ihm sehr behutsam aufzustehen. Die Kleine stieß wortlo-
se Laute des Glückes aus und war imstande, ein paar Schritte in
die Arme der Mutter zu taumeln. Als ich sechs Monate später die
Dorfschule von Monte San Angelo besuchte, sah ich das Mädchen
gesund und fröhlich im Schulhof spielen."[43]

Die einzig denkbare und die einzig angemessene Reaktion auf
dieses Geschehen scheint die Haltung der Eltern zu sein.

---

43 Wellesley Tudor-Pole, Der Stille Weg, Zürich 1968, S.106 (Neuauflage
    Grafing 2011)

Das gläubige Vertrauen in eine Heilung, einhergehend mit der Bitte um ihre praktische Ausführung, scheint möglicherweise bereits ausreichend, um sie eintreten zu lassen. Man ist geneigt, an die Hinweise Jesu (Matthäus-Ev. 7,7) zu denken: „Bittet, dann wird euch gegeben; sucht, dann werdet ihr finden; klopft an, dann wird euch geöffnet." Larry Dossey schildert einen Fall, auf den diese Aussage in vollem Umfang zutrifft. „Ein Mann, bei dem Krebs am Dickdarm diagnostiziert worden war, bat seinen Pastor, für seine Gesundheit zu beten. Er war kein religiöser Mensch und betete selbst nie. Er war auch ein sehr zurückhaltender Mensch und hatte niemandem von dieser Diagnose erzählt, womit Gebete von Freunden und seiner Familie ausgeschlossen waren. Als er ein paar Tage später seinen Arzt wieder aufsuchte, zeigten Folgeuntersuchungen, dass der Krebs vollständig verschwunden war. Er schrieb einen Dankesbrief an seinen Pastor. Als man das Datum der Diagnose, das Datum seiner Bitte um ein Gebet, das des Gebetes des Pastors und das Datum, an dem der Krebs verschwunden war, miteinander verglich, wurde deutlich, dass der Krebs schon verschwunden war, bevor der Pastor tatsächlich für den Mann gebetet hatte. Es war unwahrscheinlich, dass jemand für ihn gebetet hatte, da niemand außer ihm und seinem Arzt, der auch kein religiöser Mensch war und nicht betete, die Diagnose kannte."[44] Es ging in diesem Fall offensichtlich allein um den Glauben des Erkrankten an die Wirksamkeit des Gebetes seitens seines Pastors, welcher das Tor zur Heilungskraft öffnete. Dossey selbst neigt dazu, als mögliche Erklärung „subatomare Vorgänge auf der Quantenebene" heranzuziehen.[45]

---

44 Dossey, a.a.O., S.153
45 Vgl. ders., Ich habe es geahnt!, Amerang 2011, Kap.5

Manche Heilungen erfolgen auf so eindrückliche Art und Weise durch das Eingreifen einer „höheren Ordnung", dass im An-
schluss an das Geschehen die Frage nach dem Glauben nicht
mehr gestellt wird. Der Erlebnisbericht der Amerikanerin June
Sawyer ist ebenfalls nur einer von vielen, der die heilende Hilfe
von Wesen einschließt, denen in der Regel die Bezeichnung „Engel" beigelegt wird.

Der Mann von June Sawyer litt seit längerem an Magenge-
schwüren, als er eines Nachts eine furchtbare Schmerzattacke
durchlebte und sich unter Schmerzen wand. Seine Frau war in
großer Sorge und bat im Gebet um Hilfe. Sie versorgte ihren
Mann, so gut sie es vermochte, bis dieser trotz seiner Schmerzen
in einen Erschöpfungsschlaf fiel. Sie selbst lag betend neben ihm,
als eine „tiefe Ruhe" sie erfasste. Dann erblickte sie plötzlich
am Fußende des Bettes ihren ältesten Sohn, der vor zwei Jahren
verstorben war. Sein Gesicht erstrahlte voller Liebe, und er hielt
einen Finger an die Lippen. Was dann geschah, schildert June
Sawyer mit bewegten Worten: „Ich blickte zu meinem Mann hinüber und sah, wie zwei Engelwesen an ihm arbeiteten. Frieden
durchströmte mich, denn ich wusste, sie würden eine wundervolle Arbeit an ihm vollbringen. Ungefähr eine halbe Stunde lang
lag das Zimmer in wundersamem Licht. Und dann war niemand
mehr da. Ein nie zuvor gekanntes Gefühl von Frieden und Freude
erfüllte mich. Am nächsten Morgen stand mein Mann auf und
bemerkte: „Ich habe mich nie im Leben so wohl gefühlt." Ich
erzählte ihm, was geschehen war. Wir hielten uns bei den Händen
und dankten Gott. Mein Mann hat seither nie mehr einen Anfall
gehabt und wird ihn auch nicht mehr erleben."[46]

---

46   Robert C. Smith, Schutzengel und Heilengel, Grafing 2004, S.168

Alle hier geschilderten Fälle sind bewegende Zeugnisse für das Siebte Gesetz. Sie belegen eindrücklich, dass der Glaube an eine höhere Wirklichkeit nicht auf Illusionen gründet. Zahllose Berichte belegen ein helfendes und heilendes Eingreifen aus dieser Geistigen Welt – manchmal sichtbar, manchmal auf unsichtbare Weise. Aber immer wunderbar wirksam!

Wer einmal eine solche Heilung erlebt hat, wird kaum noch mit Zweifeln zu kämpfen haben. Aber natürlich gibt es hunderte von Millionen, denen ein solches Erleben – aus welchen Gründen auch immer – noch nicht zuteil wurde. Sie mussten durchleben, wie ein kleines Kind, ein geliebter Partner oder ein enger Freund verunglückte oder einer heimtückischen Krankheit erlag. Sind diese schmerzhaften Erfahrungen die Widerlegung des Siebten Gesetzes? Nein! Sie sind ein Beleg dafür, dass das Siebte Gesetz eben nur eines von Zwölf Heilungsgesetzen ist, die alle zusammen berücksichtigt werden müssen, um das tiefe Geheimnis von Heilung und Krankheit zu verstehen. Das Siebte Gesetz hängt eng mit dem Zehnten Gesetz zusammen – und wer wollte ausschließen, das für den „Großen Gesetzgeber" noch ganz andere Gesetzmäßigkeiten Beachtung finden, die sich unserem begrenzten Bewusstsein noch nicht ansatzweise erschlossen haben.

Dennoch bleiben Glauben und Vertrauen wichtige Grundvoraussetzungen, um wahre Heilung zu erfahren. Sie sind wunderbare Hilfsmittel, um die großen Krankmacher Todesangst, Krankheitsfurcht und Lebenssorge zu überwinden.

ICH VERTRAUE MEIN LEBEN EINER HÖHEREN
WIRKLICHKEIT AN, AUCH WENN ICH SIE
NOCH NICHT ERSCHAUT HABE!

Das achte Gesetz

DIE ENERGIE FOLGT
DER AUFMERKSAMKEIT

Das Achte Gesetz ist so erstmals in der Huna-Philosophie formuliert worden. Es gründet auf der Erkenntnis, dass die Heilung einer Krankheit, einer seelischen Verletzung oder eines Traumas erheblich erschwert wird, wenn man seine Gedanken auf den Negativzustand richtet. Wer alte Traumata nicht loslassen kann oder bei Krankheiten immer wieder auf ihre Entstehung schaut, anstatt sich ihre Heilung vorzustellen, erschwert alle positiven Veränderungen und natürlich auch alle Genesungsprozesse. Auch die Fokussierung auf „mögliche" Erkrankungen erzeugt einen Boden, auf dem Krankheitskeime nur allzu gut gedeihen können.

Das perfekte Beispiel für die Wirkweise des Achten Gesetzes bietet eine großen Studie an amerikanischen Universitäten. Dort fand man heraus, auf welche Weise die extreme Zunahme von „Arzt-Serien" im amerikanischen Fernsehen dazu geführt hat, dass immer mehr Studentinnen und Studenten genau jene Symptome produzierten, die in den Sendungen behandelt wurden. Die jungen Menschen identifizierten sich mit den Darstellern und begannen in sich hineinzuhorchen, ob sie möglicherweise ähnliche Krankheitssymptome zeigten. Und prompt wurden sie fündig!

Die Energie war der Aufmerksamkeit gefolgt und hatte bei jenen
Personen, die sehr sensibel und mit einer großen Vorstellungskraft
ausgestattet waren, genau jene Erkrankungen 'hervorgerufen', die
sie zuvor im Fernsehen mit dramatischen Bildern gezeigt bekommen hatten. Die unbewusste Prägung war stärker als die bewusste, realistische Beobachtung der eigenen körperlichen Prozesse.
Nun ist eine Diskussion entstanden, ob eventuell eine Änderung
des Fernseh-Verhaltens oder der Fernseh-Produktionen empfohlen
werden sollte. Dies ist ein interessantes und bemerkenswertes
gesellschaftliches Phänomen, weil es auf schlagende Weise die
unmittelbaren Auswirkungen des Achten Gesetzes zeigt.

Die Aufmerksamkeit, welche ein Mensch seinen Gedanken,
seinen Gefühlen oder seiner Wahrnehmung der Welt, die ihn
umgibt, schenkt, bestimmt ganz entscheidend sein Bewusstsein.
Sein Bewusstsein wiederum erzeugt seine subjektive Realität,
die teilweise durchaus von der objektiven Wirklichkeit abwei-
chen kann. Im vorstehend angeführten Beispiel bildet sich also
eine junge Studentin nach der Betrachtung einer packenden Arzt-
Serienfolge im Fernsehen ein, unter einer gefährlichen Nierenbe-
ckenentzündung zu leiden. Sie fühlt in ihren Körper hinein und
meint, bereits erste Anzeichen von Schmerzen zu verspüren. Dieser Einbildungsprozess steigert sich weiter und produziert allmählich 'echte' Symptome bei einer Frau, die zuvor in Wirklichkeit
völlig gesund gewesen ist. Die krankmachende Gedankenenergie
unterbricht den gesunden Fluss der körperlichen Lebenskraft und
löst dadurch dann tatsächlich eine Krankheit aus.
Dieser innere Prozess kann auch durch wohlmeinende Freunde,
Bekannte, Partner oder Therapeuten ausgelöst werden. Ein glaubwürdig oder auch nur bestimmt vorgetragenes: „Du siehst aber

schlecht aus! Geht es dir nicht gut?" kann verheerende Wirkungen zeitigen. Wenn die Menschen sich bewusst machten, welche
Wirkungen ihre Worte haben, würden viele kritische oder nur
unbedachte Sätze wohl ungesagt bleiben. Worte können heilen,
aber auch krankmachen!

Es könnten zahllose Beispiele für die Wirkweise dieser Prozesse
angeführt werden. Molière dramatisierte dieses Problem treffend
schon vor längerer Zeit in seinem „Eingebildeten Kranken". Es
ist noch immer der gleiche mentale Mechanismus. Je höher die
aufgewendete Energie ist, desto markanter zeigen sich die Auswirkungen. Wird der negative Energiefluss nicht unterbrochen, entwickelt sich ein energetischer „Aufbau" oder „Stau", der zu einer
chronischen Krankheit führen kann. Caroline Myss geht sogar so
weit, auch Unfälle in die Kategorie „energetisch selbst verschuldet"
einzuordnen.[47] Wenn man die Einheitsidee der Quantenphysik in
diesem Zusammenhang berücksichtigt, erscheint auch eine so weitreichende Aussage nicht gänzlich unbegründet zu sein.

Auf sehr feinsinnige Weise behandelt White Eagle die Wirkweise des Achten Gesetzes in seinem „Heilungsbuch". „Wenn
ihr euch auf das Negative konzentriert, verstärkt ihr dadurch nur
dessen Einfluss auf euch. Wenn ihr aber aufhört, negativ zu denken, entzieht ihr dem Negativen alle Lebenskraft, und es wird
allmählich dahinsterben. Die Leute sagen oft: „Wir dürfen uns
doch den Realitäten nicht verschließen – wir müssen doch den
Tatsachen fest ins Auge schauen." Nun, meine lieben Freunde: die
wirkliche Realität ist das Licht – ist alles, was positiv, gut, rein
und wahr ist. Jenes, was ihr als schlecht und als Übel bezeichnet,

---

47   Myss, a.a.O., S.50

das ist unwirklich, ist nicht das wahre Leben. Konzentriert euch daher stets auf das Gute, auf Güte, Schönheit und Liebe und verweilt darin; lenkt eure Gedanken dorthin.

Kennt ihr die Geschichte des Meisters, der einmal mit seinen Schülern an einem verendeten Tier vorüberging? – Die Schüler wendeten sich angeekelt ab und äußerten Abscheu vor dem toten Körper. Der Meister hingegen sah nichts Abstoßendes in diesem Anblick und sagte lediglich: „Wie wunderbar weiß doch seine Zähne sind!" Ihr seht: Man kann in allem etwas Schönes erblicken. Lernt daher, die Schönheit in den Dingen zu sehen und euch daran zu erfreuen. Eine solche zugewandte, liebende Haltung den Menschen und dem Leben gegenüber wird euch helfen, das Wesen Gottes zu erkennen und den Quell göttlicher Magie und Heilkraft für euch und eure Mitmenschen zu erschließen."[48]

Die Anwendung dieser Lehren, die vor allem von Heilern oder Medizinmännern seit Jahrhunderten praktiziert werden, erfordert keine ausführliche Schulung. Es genügt eine geringe Änderung in der persönlichen Einstellung. Sobald der Mensch aus alten Gedankenstrukturen aussteigt und seine Aufmerksamkeit anders fokussiert – beginnt eine allmähliche Heilung in allen seinen Wesensaspekten. Die Heilungsenergie folgt der Aufmerksamkeit!

Das Achte Gesetz steht in engem Zusammenhang mit dem „Heilungsfeld". Das spirituelle Menschenbild geht davon aus, dass ein Mensch nicht nur über einen physischen Körper verfügt, sondern auch von feinstofflichen Wesensgliedern geprägt wird. Nennen wir diese höheren Bereiche des Menschen hier vereinfachend sein „Energiefeld". Mit diesem tritt er in jedem Augenblick seines

---

48   White Eagle, Das große Heilungsbuch, Grafing 1995, S.22

Lebens in Austausch mit anderen Energiefeldern. Manche davon werden ihm ausgesprochen sympathisch sein, wie jene von geliebten Menschen oder Tieren, andere wird er als ausgesprochen unsympathisch, unangenehm oder sogar als feindlich bzw. schädlich empfinden. Diese Wahrnehmungen, die jeder kennt, ohne sie sofort mit einem „feinstofflichen Feld" in Verbindung zu bringen, enthüllen in Wirklichkeit das unendlich filigrane Gewebe des Lebens. In jeder Begegnung, bei jedem Gespräch, natürlich in jedem intimen Kontakt, aber auch bei scheinbar flüchtigem Über-den-Weg-laufen vollzieht sich ein energetischer Austausch. Stärkt man das eigene „Energiefeld" durch eine positive Grundeinstellung, wird es sich als stabil erweisen und als robust genug, um schädliche Impulse abzuwehren. Ist dies jedoch nicht der Fall, wird der gegenteilige Effekt eintreten und die ohnehin schon schwache Eigenenergie noch weiter reduziert werden. Alle Menschn, besonders aber jene, die vielfältige Kontakte in ihrem täglichen Leben pflegen müssen, sollten nicht nur auf ihre tägliche körperliche Hygiene achten, sondern sich auch intensiv um ihre energetische Hygiene kümmern! Die Möglichkeit dazu liegt in jedem Einzelnen verankert. Eine bewusste, achtsame Lebensführung ist der Schlüssel dazu.

Diese Einsicht ist natürlich keinesfalls neu, sondern nur neu formuliert. Schon Paracelsus, der große Vordenker der modernen Heilkunst, wusste um die Wirkkraft von Energiefeldern, die vom Menschen ausstrahlen und auf andere einwirken können. „Die Lebenskraft ist nicht im Menschen eingeschlossen, sondern strahlt um ihn wie eine leuchtende Kugel, und sie kann in die Ferne wirken. In diesen halbstofflichen Strahlen kann die Vorstellungskraft eines Menschen gesunde oder krankmachende Wirkung hervorrufen."[49]

---

49   Vgl. dazu Franz Hartmann, Paracelsus, München 1983

Wie immens diese mentale Kraft sein kann, zeigt ein dramatisches Beispiel auf der negativen Seite. Der kanadische Forscher Bernard Grad führte an der McGill Universität Versuche mit einem Mann durch, der willentlich in der Lage war, Lebensenergie abzuziehen. „Er hielt beispielsweise eine Banane in der Hand, konzentrierte sich in einer ganz bestimmten Art auf sie, worauf sie anfing, zu trocknen, schwarz zu werden und zu schrumpfen. Sie trocknete nicht nur aus und ihre Farbe veränderte sich, sie versteinerte. Diese Veränderungen liefen beschleunigt ab, im Laufe von wenigen Stunden, und hatten keinerlei Ähnlichkeit mit den normalen Veränderungen, die bei einer Frucht im Laufe von Tagen abliefen."[50]

Die energetischen Prozesse im Körper jedes Menschen sind von ungeheurer Tragweite. Daher ist es von so entscheidender Bedeutung für die eigene Gesundheit, möglichst in jedem Augenblick wachsam und aufmerksam zu leben und darauf zu achten, wohin und worauf die eigenen Gedanken- oder die eigene Vorstellungskraft ausgerichtet ist. Es wird dabei nicht immer um Leben und Tod gehen, aber es kann darum gehen, wie der berühmte amerikanische Heiler Gene Egidio in seinem Buch „Wessen Hände sind dies?" feststellt: „Oft haben die Energiefelder von Menschen beträchtliche Schäden erlitten. Hätte ich sie behandeln können, bevor ihre Körper und Energiefelder geschädigt wurden, hätte ich den Schwund ihrer Lebenskraft möglicherweise aufzuhalten vermocht. Aber oft macht die von Menschen gewählte Denkweise ihn mitverantwortlich für den eigenen Tod, besonders wenn sie einhergeht mit Angst und der falschen Überzeugung, der rationale Verstand und seine Schlüsse seien überlegen."[51]

---

50 Dossey, a.a.O., S.175
51 Gene Egidio, Wessen Hände sind dies?, München 1977, S.216

Die Indianer waren überzeugt, ein „glücklicher Mensch sterbe nicht an einer Krankheit". Mit dieser Behauptung wollten sie offensichtlich zum Ausdruck bringen, welche entscheidende Beziehung zwischen der inneren Einstellung und der äußeren Gesundheit besteht. Auch das Alte Testament wusste bereits um diese Gesetzmäßigkeit, wie Jesus Sirach (30,24) so treffend bezeugt: „Neid und Ärger verkürzen das Leben, Kummer macht vorzeitig alt."

DIE ANWENDUNG

Das Problem mangelnder Aufmerksamkeit ist von elementarer individueller, aber auch gesellschaftlicher Bedeutung. Von unaufmerksamen Eltern über unaufmerksame Schüler hin zu unaufmerksamen Verkehrsteilnehmern oder unaufmerksamen Menschen im eigenen privaten Umfeld spannt sich ein weiter Bogen. Jeder hat schon einmal auf eine unerwartet hilfsbereite oder schöne Geste mit einem lächelnden Gesicht geantwortet: „Dankeschön! Das war aber sehr aufmerksam." Worum ging es in solchen Fällen? Es ging einfach nur um das Faktum, dass ein Mensch einen anderen „gesehen" oder „wahrgenommen" hatte. Dabei spielt es keine Rolle, ob es um eine hilfsbereit aufgehaltene Tür oder einen Krankenhausbesuch geht. Ein anderer Mensch bedurfte der Hilfe – und mittels Achtsamkeit und Aufmerksamkeit wurde sie bereitwillig gewährt.

Im Bereich des Achten Gesetzes ist der „Hilfsbedürftige" der eigene Körper oder die eigene geistig-seelische Wesenheit! Dazu ist in der Regel Stille notwendig. Ein Moment der Meditation oder der inneren Einkehr. Ein Rückszug aus der Hektik und dem lauten Trubel der Welt. Eckhart Tolle hat in seinen Büchern immer wieder auf diesen Moment der Achtsamkeit hingewiesen. Sein Konzept des Lebens im „Jetzt" ist ein Leben in wacher Aufmerksamkeit. Um diese Wachheit und Aufmerksamkeit herbeizuführen, gilt es, einen genauen Blick auf die eigenen Denkprozesse zu werfen. „Alle kreativen Menschen haben die Fähigkeit, in einem Zustand wacher Präsenz und Stille zu blicken. Aber dieses Blicken kann so kurz sein, dass sie gar nicht merken, dass dies die Art und Weise ist, wie der schöpferische Prozess vonstatten geht. In jedem schöpferischen Prozess gibt es irgendwo diese Pause oder Lücke, aus der dann der Gedanke aufsteigt. Bei einem nichtschöpferischen Menschen fehlt jene Fähigkeit, völlige Aufmerksamkeit zu geben, eben die Aufmerksamkeit, die über das Denken hinausgeht. Bei einem nichtschöpferischen Menschen ist jene Fähigkeit nicht vorhanden; der Strom des Denkens ist alles-durchdringend. Es ist dicht. Auch bei einem schöpferischen Menschen kann die Dichte vorhanden sein, doch es gibt kleine Öffnungen im Gedankenstrom. Und die Öffnung in der Dichte des Gedankenstroms ist die aufkommende Gegenwärtigkeit. Das einfach ist die Fähigkeit, etwas – einem Problem oder einer Situation – völlige Aufmerksamkeit zuzuwenden, und dann folgt eine Erkenntnis, eine Einsicht, eine neue, kreative Idee. Auf diese Weise kann im normalen Denken selbst bei Menschen, die sich dessen nicht bewusst sind, Präsenz bereits vorhanden sein: informierendes, inspirierendes Denken."[52] Der Schlüsselsatz dieses Abschnittes ist die „Öffnung in der Dichte des Gedankenstromes". Dieser Moment befreit von einem Denken, in dem Krankheit, Leid, Angst und Todesfurcht die entscheidende Rolle spielen. Menschen, die, wie in den vorstehenden Kapiteln beschrieben, eine „Wunder"heilung erlebten, schilderten fast durchwegs eine Geisteshaltung, in der diese „Dichte" durchbrochen war. Sie lebten ganz im Jetzt, in der Aufmerksamkeit des gegenwärtigen Augenblickes. Dadurch wurden die krankmachenden Kräfte, vor allem mentaler Natur, für Momente neutralisiert – und der Zugang zur inneren Heilquelle wurde freigemacht.

---

52 Eckhart Tolle, in: A.S. Dal, Eckhart Tolle/Sri Aurobindo, Ein neues Denken, ein neuer Mensch, eine neue Welt, Grafing 2010, S.56

Heilung von innen erfolgt nicht über das Abspielen eines Pro-
grammes, das Besuchen eines Kurses oder das Abarbeiten eines
Buch-Konzeptes. Heilung von innen ist nicht das Ergebnis eines
methodischen Vorgehens. Sie ist allerdings auch nicht das Ergebnis von Chaos. Eckhart Tolle hat die Bedeutung von „Aufmerksamkeit" in der Tiefe erkannt und den Umgang damit treffend
beschrieben. „Zu versuchen, frei vom Begehren zu sein, zu versuchen, spirituell zu sein, das funktioniert nicht; geben Sie also
keine Aufmerksamkeit auf das Ausmerzen Ihres Begehrens."[53]
Jetzt ersetzen wir in diesem Satz das Wort „Begehren" durch
„Krankheit". Dann lautet er folgendermaßen: „Zu versuchen, frei
von Krankheit zu sein, zu versuchen, gesund zu sein, das funktioniert nicht; geben Sie also keine Aufmerksamkeit auf das Ausmerzen Ihrer Krankheit." Der Satz darf jedoch nicht missverstanden
werden. Er meint keinesfalls: Kümmere Dich um nichts und lasse
alle Dinge laufen! Wachsamkeit und Achtsamkeit sind genau das
Gegenteil von einer Einstellung des „Die-Dinge-laufen-lassen".
Es geht um die mentale Energie, die ständig auf eine Krankheit
gerichtet ist. Diese Energie wird abgerufen durch die Aufmerk-
samkeit, welche man der Krankheit schenkt. Man richtet seine
Aufmerksamkeit also nicht auf das Gesundsein im Jetzt, sondern
auf das Kranksein im Morgen:
„Hoffentlich bekomme ich keinen Krebs, so wie meine Mutter."
„Hoffentlich benötige ich im Alter kein künstliches Hüftgelenk."
„Hoffentlich kommen die Knoten nicht zurück."
„Hoffentlich hat der Krebs nicht gestreut."
„Hoffentlich werde ich später nicht dement."

---

53 Ebd., S.69

Die „Hoffentlich"-Sätze könnten seitenlang fortgesetzt werden.
Seltsamerweise lauten sie nicht:

„Ich werde, anders als meine Mutter, keinen Krebs bekommen."

„Ich werde im Alter ohne künstliches Hüftgelenk gut gehen können."

„Ich werde keine Knoten mehr bekommen."

„Ich werde keine Metastasen in meinem Körper haben."

„Ich werde im Alter geistig wach sein."

Es ist eigenartig, wie gering die Zahl der Menschen ist, welche
zu den „Ich werde"-Sätzen neigt. Die mit Abstand größte Gruppe
praktiziert ohne Unterlass die „Hoffentlich"-Sätze. Dadurch wird
ständig die Aufmerksamkeit auf das Krankheitsfeld gerichtet und
die Energie zum Gesundwerden geht verloren.

Dora Kunz beschreibt die außerordentlich weitreichenden Auswirkungen von Krankheitsfeldern im Zusammenhang mit der
neuen Volkskrankheit Depression. Dabei wird deutlich, inwiefern der Einzelne nicht nur sich selbst belastet, sondern auch noch
seine Umgebung in Mitleidenschaft zieht. „Ist ein bestimmtes
Stadium der Depression erreicht, bekommt man das Gefühl, sich
nicht mehr bewegen zu wollen, da jede Arbeit große Anstrengung
zu erfordern scheint. Der Aktivitätsmangel verstärkt die Depression. Das depressive Feld durchdringt die Umgebung und steht
erneut mit dem depressiven Muster im Menschen in Resonanz
(löst sie wiederum aus). Fühlt sich dieser während einer solchen
Stimmung zu einem bestimmten Raum hingezogen und dort sicher, saugt seine Umgebung (der Raum) die negativen Gedanken
auf. Folglich lebt er fortwährend in einer grauen emotionalen At-
mosphäre. *Dieses Feld dringt in den gesamten Raum und bleibt
bestehen, auch wenn der depressive Mensch sich nicht darin*

aufhält. Bisweilen, während dessen Abwesenheit, verblasst das
Feld, löst sich auf und schwächt sich ab. Bei wenig oder gar keiner
Verknüpfung an die Umgebung verschwindet das zurückbleibende
Feld binnen kurzem, nachdem der Mensch den Raum verlassen
hat. Dies ist eine interessante Beobachtung, denn selbst wenn die
Person aus dem Zimmer geht, kann das im Raum verbleibende
Depressionsfeld bei deren Rückkehr mit ihren unterschwelligen
Depressionen erneut in Resonanz treten und auf diese Weise die
depressiven Gefühle neu beleben.

Es ist vergleichbar mit dem Anschlagen einer Tongabel, die
in der vorgegebenen Frequenz schwingt und den hörbaren Ton
hervorbringt. Die Klangwellen lassen eine gleiche Tongabel in
gleicher Frequenz schwingen, sofern diese dieselbe Harmoniefre-
quenz besitzt. Ist das nicht der Fall, so vermag der Ton sie nicht
zum Gleichschwingen zu bringen.

Entsprechend dem Feld-Modell könnte das Depressionsfeld
die depressiven Eigenschaften in jedem, der in das Feld eintritt,
hervorrufen. Ist also jemand anfällig für Depressionen, dann ist
es möglich, diese unterschwelligen Gefühle zum Schwingen zu
bringen, was unter Umständen einen Energieabfall bewirkt und
damit eine Depression hervorruft.“[54] Um diese Falle zu vermeiden, weisen alle großen Heiler auf die Notwendigkeit hin, aktiv
und achtsam zu bleiben. Kommt man mit einem „Krankheitsfeld“,
welcher Prägung auch immer, in direkten Kontakt, so sollte man
es entweder ohne Panik verlassen oder sich in einen inneren Licht-
Schutz-Kreis hüllen. Es gibt zahllose Bücher zum Thema „Aura-
Schutz“, die alle mehr oder weniger nützlich sind. Bleibt man in
jedem Augenblick achtsam, aufmerksam und bewusst, wird sich

---

54 Dora Kunz, a.a.O., S.304 f.

keine negative Energie anheften können. Auch Gleichmut und Gelassenheit sind wertvolle Helfer im Umgang mit Krankheitsfeldern, sie erzeugen ein inneres Gleichgewicht und erschließen ein Kraftpotenzial, welches das Eindringen von Krankheitskeimen jeglicher Art verhindert. Die Anwendung solcher Schutz-Übungen empfiehlt sich besonders bei Reisen an Stätten alter Kulturen, da man dort zum einen mit alten, aber noch immer wirksamen Gedankenformen konfrontiert werden kann, zum anderen „unerwünschte Reisebegleiter" aufsammeln kann, die später mühsam auf den „rechten Weg" gebracht werden müssen.

Innere Kraft lässt sich am besten aus der Stille schöpfen. Wer nie innerlich zur Ruhe kommt, wird eines Tages möglicherweise sehr lange ruhen müssen, um wieder aufzutanken. Es ist auch in vielen Fällen zumeist nur eine billige Ausrede, wenn der Satz herhalten muss: „Ich würde ja gerne meditieren, aber ich habe keine Zeit." Der große jüdische Weise Rabbi Löw entgegnete auf diese Ausflüchte stets: „Ein Mensch, dem nicht an jedem Tag eine Stunde gehört, ist kein Mensch."

Es ist in keiner Weise entscheidend, wie die Momente der Stille aussehen. Der eine geht einen bestimmten Weg durch einen Park oder einen Wald, der andere setzt sich still in eine alte Kirche, in einen Tempel oder in seine kleine Meditationsecke. Es gibt so viele „richtige" Wege wie es Menschen gibt. Alle diese kleinen täglichen oder wöchentlichen Rituale sind hilfreich, weil sie von heilsamer Energie erfüllt sind.

Caroline Myss empfahl ihren Schülern das sogenannte „Ritual der Letzten Ölung", um dadurch alle Lasten der Vergangenheit abzustreifen und die Aufmerksamkeit wieder ins Jetzt, ins Hier und Heute zu bringen. „Fragen Sie sich zunächst: „Wie viel Energie fließt von mir ab? Wie viel von dem, was tot ist, trage ich in meinem täglichen Leben mit mir?" Schreiben Sie auf ein Stück Papier nieder, welche tote Last aus der Vergangenheit Sie Ihrer Meinung nach mit sich herumschleppen. Legen Sie das Papier in eine Hartglas- oder Steingutschale auf Ihrem Altar und zünden Sie es mit einem Streichholz an. Während es in Flammen aufgeht, visualisieren Sie, dass Sie die Bande lösen, die Sie an den Vorfall oder die Vorfälle gefesselt haben, und lassen Sie Ihre Energie zu Ihnen zurückkehren. Wenn es Ihnen lieber ist, suchen Sie sich einen kleinen Gegenstand, der das Ereignis versinnbildlicht – für einen Autounfall genügt beispielsweise ein kleines Spielzeugauto -, und salben Sie ihn mit dem vorbereiteten heiligen Wasser. Sprechen Sie ein Gebet, in dem Sie Ihre Energie von dem Ereignis, das durch diesen Gegenstand dargestellt wird, loslassen. Es können so einfache Worte wie die folgenden sein: „Ich will das nicht mehr in meinem Leben haben."

Wenn Sie Ihre Energie zurückkehren fühlen, sprechen Sie ein kurzes Dankgebet."[55]

Dieses kleine Ritual ist eines von zahllosen ungenannten. Es gibt keine Vorgabe, die es einzuhalten gäbe. Jeder Mensch verfügt über die kreativen Kräfte, um seine Energien optimal einzusetzen. Er sollte jedoch stets die inhaltliche Prägung und die geistige Ausrichtung beachten. Wenn die Energie der Aufmerksamkeit folgt, dann liegt in der Ausrichtung der Schlüssel. Alle Aufmerksamkeit sollte stets auf die GESUNDHEIT und niemals auf Krankheit ausgerichtet sein!

---

55 Caroline Myss, a.a.O., S.341 f.

ICH SCHENKE AUCH DEN KLEINEN DINGEN EINE
HEILSAME AUFMERKSAMKEIT
UND ACHTSAMKEIT!

Das neunte Gesetz

DIE RICHTIGE SCHWINGUNG HEILT

Die bisherigen „acht Gesetze" wiesen allen nach innen. Sie forderten den Einzelnen auf, sich zu verändern und bestimmte geistige Grundgesetze zu beachten. Es wird daher spätestens an dieser Stelle wohl die Frage aufkommen, ob es denn bei der Heilung von Krankheiten ausschließlich um spirituelle oder psychologische Prozesse geht oder ob auch eine „Therapie von außen" Aussicht auf Erfolg hat. Das „Neunte Gesetz" wird dazu etliche ermutigende Ansätze bieten. Es lässt sich nicht wortgetreu auf einen bestimmten Ursprung oder eine einzelne Person zurückführen, aber in ihrem jeweiligen spezifischen Heilungskosmos standen beziehungsweise stehen einige prominente Heiler als Paten für das „Neunte Gesetz". Es sind Paracelsus, Hahnemann, Bach und Vithoulkas, wobei die drei letzten als herausragende Vertreter der „Schwingungsmedizin" anzusehen sind.

Der Grundgedanke des „Schwingungs-Gesetzes" lässt sich in seiner Essenz als die „Wiederherstellung einer inneren Ordnung" charakterisieren. Die „richtige Schwingung" verhilft einem System dazu, sich wieder in jene kosmische Ordnung einzufügen, aus der es sich „herausgeschwungen" hat. Dora Kunz hat dies in einem Interview einmal ganz präzise beschrieben: „Wenn wir

uns Krankheit als Unordnung vorstellen, dann ist die Heilkraft
eine Energie, welche die Ordnung im Feld des Menschen wie-
derherstellen kann, denn auf physischer Ebene neigt der Körper immer zu Ordnung. Er gleicht ständig das Fehlverhalten der
einzelnen Organe aus. Physische Krankheit bedeutet gleichzeitig
eine Störung in Gefühls- und Denkprozessen; sie gehen gemeinsam einher. Will der Heiler also eine Wirkung erzielen, so muss
jene Heilenergie den Menschen auf allen Ebenen berühren. Diese
frische Energie stimuliert die körpereigene regenerationsfähige
Energie. Ein niedriger Energiespiegel ist häufig Vorbote einer
Krankheit."[56]

Diese „Energie", welche alles Leben erfüllt, ist natürlich nicht
auf die Erde konzentriert, sondern erfüllt, auch das hat die Quantenphysik eindrucksvoll belegt, alles LEBEN. Von daher setzt
eine spirituelle Philosophie ein universelles Feld voraus, das die
existenzielle Grundlage dafür bildet, dass überhaupt Heilung,
als Wiederherstellung von ORDNUNG, erfolgen kann. „Versuche, dir den ganzen ungeheuren Kosmos als *ein* pulsierendes,
dynamisches, schöpferisches Bewusstseins-Feld vor Augen zu
stellen, welches sich in seiner dichtesten irdischen Form fast nur
als schwacher Niederschlag der WIRKLICHKEIT zeigt, aber in
seiner feinsten und höchsten Existenz in einer noch unmöglich
zu begreifenden Weise eine das gesamte All umschließende und
überall wirkende TOTALITÄT ist, worin *alle* Wesen in einem
zeitlosen Prozess an allem teilhaben."[57]

Schon Paracelsus verwandte den Begriff der „Lebensenergie",
teilweise im Zusammenhang mit alchemistischen Themen. Gerät
die Lebensenergie in Disharmonie, löst dies ein Krankheitsbild

---

56 Dora Kunz, a.a.O., S.360
57 Challoner, a.a.O., S.33

aus. Da derartige Prozesse immer individuell sind, kann man, so die übereinstimmende Meinung der spirituellen Mediziner und Heiler, nicht von „Krankheit an sich" sprechen, sondern nur von kranken Individuen. Um diesen individuellen Menschen – die Behandlung von Tieren lassen wir hier unberücksichtigt – auf die einzige ihm entsprechende und angemessene Weise behandeln zu können, bedarf es einer genauen Anamnese. Die Kenntnis der Vorgeschichte einer Krankheit liefert den Schlüssel zur Frage: „Wie kam die Unordnung in das jeweilige System?"

Die „Schwingungsmedizin" erkennt in jedem Molekül, in jeder Zelle, in jedem Lebensbaustein Intelligenz. Es handelt sich um winzige „Energiebausteine", die sich ins Feinstoffliche verfeinern und ins Grobstoffliche verdichten können. Der Körper spielt hier eine ähnliche Rolle wie der Tisch in der Erklärung der Quantenphysik. Auf der Makroebene ist der Körper eine physische, materielle Verdichtung. Auf der Mikroebene jedoch wird er zum Energiefeld. Dieses Energiefeld wird von Heilern wie Samuel Hahnemann, Edward Bach oder Georgos Vithoulkas als ungeheuer dynamisches SEIN verstanden. Aufgrund der Tatsache, dass es niemals statisch wird, also gewissermaßen verkrustet oder erstarrt, kann auch eine chronische Erkrankung geheilt werden, wenn sie mit der richtigen Schwingung in Kontakt kommt. Aufgrund dieser Einsicht betonte Hahnemann stets das „Natürliche" des Heilungsgeschehens. „Jede ärztliche Heilung geschieht in Übereinstimmung mit den in der Natur vorgegebenen Gesetzen des Heilens."[58] Dies führte in der Weiterentwicklung dann zum berühmten „Ähnlichkeits-Prinzip", wonach ein Mittel, das beim

---

58 So von Vithoulkas zusammengefasst. Georgos Vithoulkas, Medizin der Zukunft, Kassel 1979, S.25. Vgl. dazu auch: Michaela Dane, Die Heilgeheimnisse des Paracelsus, Berlin 2008, S.49.

gesunden Menschen bestimmte Symptome hervorruft, diese
beim Kranken zu heilen vermag.

Doch Hahnemann blieb bei dieser Einsicht nicht stehen. Er
schaute tiefer und erfasste die „innere Wesensart" eines Stoffes,
dabei erneut ganz in der Tradition des Parcelsus stehend, der in
diesem Zusammenhang von der „Quintessenz" sprach. Die Quintessenz ist das, was aus einer Substanz extrahiert wird, nachdem
sie von allen Unreinheiten und verderblichen Aspekten gereinigt
wurde. In dieser „Reinheit" liegt zugleich ihre große Heilkraft.

Die moderne Homöopathie, mit Georgos Vithoulkas als ihrem vielleicht genialsten Interpreten, versucht diesem Phänomen
mit einer neuen Wissenschaftlichkeit näher zu kommen. „In den
scheinbar festen Stoffen unserer Umgebung sind offenbar ungeheure Energien verborgen, die bislang ungenutzt blieben. Hahnemann hatte entdeckt, dass wir diese Energie mobilisieren und
anwenden können, wenn wir einmal wissen, wie wir die Roh-
substanz zu bearbeiten haben. Durch wiederholtes Verschütteln
während des Potenzierungsvorganges wird nämlich eine spezifische Energie freigesetzt und auf das Lösungsmittel übertragen
(Molekularresonanz), die der natürlichen Substanz innewohnt,
eine Energie, deren erstaunliche Wirkung wir bei jeder richtigen Verordnung beobachten können. Wir beginnen erst, dieses
Phänomen wissenschaftlich erklären zu können."[59] Die ärztliche
Kunst besteht nun darin, die „richtige Verordnung", gemeint ist
auch die „richtige Schwingung", zu finden, welche die naturge-
setzliche Ordnung im „System Körper" wiederherstellt. Edward
Bach entwickelte dahingehend seine „Bach-Blüten", indem er sich
meditativ in die Pflanzenwelt einstimmte und so ihrer Heilkraft

---

59 Ebd., S.40

auf die Spur kam. Dabei ähnelt seine Vorgehensweise in vielem der „Signaturenlehre", wie sie Paracelsus oder auch Jakob Böhme formuliert hatten. Bach differenziert das Pflanzenreich in drei Gruppen:

1. Pflanzen, die in ihrer Entwicklung unterhalb der menschlichen Stufe stehen.
2. Pflanzen, die ungefähr dem menschlichen Entwicklungsstand entsprechen.
3. Pflanzen, die in ihrer Evolutionsstufe gleich hoch oder höher als der Durchschnittsmensch schwingen.

Die erste Gruppe ließ Bach unberücksichtigt; die zweite empfahl er als Nahrung und die dritte verwandte er zur Heilung. „Diese Pflanzen sind da, um dem Menschen in seinen dunklen Stunden des Vergessens eine helfende Hand entgegenzustrecken, wenn er das Bewusstsein seiner Göttlichkeit aus dem Sinn verliert und den trüben Wolken der Angst oder des Schmerzes erlaubt, seine Sicht zu verdecken."[60]

Die Geheimnisse der Signaturenlehre zu erfassen erfordert tiefe Einsicht. Es genügt nicht allein eine ausgeprägte Beobachtungsgabe, die Form, Lebensraum, Wachstumszyklus oder Umfeld einer Pflanze beobachtet, sondern der Beobachter muss sich selbst in seinen Beobachtungsprozess einbringen. Dies wiederum, auch das lehrt die moderne Quantenphysik, beeinflusst das ganze Geschehen. Die großen Heiler oder Mystiker der Vergangenheit wussten um diese Schöpfungsgeheimnisse, wie wir den noch immer vielfach dunklen und unergründlichen Schriften eines Paracelsus oder Böhme entnehmen können. Svenja Zuther hat in ihrem tiefblickenden Buch „Die Sprache der Pflanzenwelt" die wichtigsten

---

60 Mechthild Scheffer, Die Original Bach-Blüten Therapie, München 1999, S.45

Grundzüge dieser Weltsicht zusammengetragen. Dabei stieß sie, wenig überraschend, auch auf andere „Heilungsgesetze". „Grundlage der Signaturenlehre ist ein Weltbild, das von wechselseitigen Entsprechungen auf allen Ebenen des Daseins ausgeht. Damit greift sie auf eine uralte Weisheit zurück: „Wie oben, so unten. Wie innen, so außen." In einem Makrokosmos wie dem Planeten Erde finden sich viele Mikrokosmen: Menschen, Pflanzen, Tiere etc. – alles ist aus den gleichen Prinzipien oder Archetypen aufgebaut. Sie finden sich mit ihren Eigenschaften in unendlicher Vielfalt an Kombinationen in der Natur wieder. Sie zeigen sich in Landschaften und Jahreszeiten, in Pflanzen und Tieren, in Farben und Formen, in Wirkstoffen und Fähigkeiten usw. Im Menschen finden sie sich zum Beispiel in seinen Organen und Körperfunktionen, in seiner seelischen Verfassung und in seinem Charakter."[61] Dennoch wirken auch die „Quintessenzen", seien sie nach dem System von Bach oder der Struktur der Homöopathie erstellt, nicht „objektiv". Es ist seitens des Patienten eine „Offenheit für neue Erfahrungen" wichtig sowie das „Einlassen auf völlig neue Sichtweisen"[62], denn auch die Schwingungsmedizin geht einhellig davon aus, dass jede Krankheit eine Botschaft übermittelt.

Der homöopathische Ansatz hat, wie kein anderer medizinischer Weg, der Vorstellung einer universellen Energie oder „Lebenskraft" Rechnung getragen. Vithoulkas führt in seinen Schriften mehrfach James Taylor Kent an, einen berühmten Arzt in der zweiten Hälfte des 19. und frühen 20. Jahrhunderts, der sich intensiv mit der von Hahnemann im § 9 des „Organon" erwähnten „Lebenskraft" befasste:

61 Svenja Zuther, Die Sprache der Pflanzenwelt, Aarau 2010, S.59
62 Ebd., S.53

1. Die Lebenskraft besitzt formgebende Intelligenz (die Fähigkeit sinnvoller Strukturierung), die zielgerichtet wirkt und den Stoffwechsel des Organismus gestaltet und erhält.

2. Sie wirkt konstruktiv: Sie erhält die Strukturen des Organismus durch dauerndes gestaltendes Auf- und Abbauen. Wird aber die Lebenskraft durch irgendeine Ursache behindert oder dem Körper ganz entzogen, dann wirken zerstörerische Kräfte im Körper, wuchern unkontrolliert (ungerichtet) und zerstören ihn, so dass er schließlich zerfällt.

3. Sie ist dauernder Veränderung unterworfen, was bedeutet, dass sie sich geordnet (harmonisch) oder ungeordnet (konfus), normal (gesund) oder behindert (krankhaft) äußern kann.

4. Sie regiert und kontrolliert den Leib, den sie belebt.

5. Sie vermag sich anzupassen. Dass das Individuum sich seiner Umwelt angleichen kann, steht außer Frage, doch was ist es eigentlich, was sich der Umgebung anpasst? Der tote Körper vermag es nicht. Und die Umgebung bringt nichts außer sich selbst hervor, sie ist nicht Ursache einer Anpassung, sondern lediglich Umstand. Wenn wir also darüber nachdenken, erkennen wir, dass es die Lebenskraft ist, die sich der Umwelt anpasst und den menschlichen Organismus in einem gesunden Gleichgewicht erhält, sowohl bei Kälte als auch bei Hitze, bei Nässe und bei Trockenheit, kurz, unter den unterschiedlichsten Bedingungen.[63]

Diese Darlegungen eines westlichen Mediziners würden jedem Kenner östlicher Spiritualität sehr vertraut vorkommen. Die Vor-

---

63 Vithoulkas, a.a.O., S.45 f. Vgl. dazu auch: G. Vithoulkas, Die wissenschaftliche Homöopathie, Göttingen 1986, S.67 ff; dort stellt Vithoulkas den Bezug zu Paracelsus und seiner Vorstellung der „Lebenskraft" her.

stellungen vom „Prana" oder vom „Chi" entsprechen vollständig
diesem Konzept der Homöopathie. Daher legen Ayurveda, tibe-
tische oder Traditionelle Chinesische Medizin (TCM) so großen Wert auf die Steigerung der eigenen Lebenskraft. Die beste
Übung dazu stellt die Meditation dar; denn auch die östlichen
Weisen wussten natürlich um das Gesetz „Wie innen, so außen"!
Kent formuliert daher in seinen „Vorträgen zur Philosophie der
Homöopathie" eine Überzeugung, die ebenso gut von einem tibetischen Medizin-Lama stammen könnte: „Die wirkliche Ursache
der Krankheiten aber ist etwas viel Feineres als alles, was man
optisch oder chemisch nachweisen könnte."[64]

Hahnemann, Kent oder Vithoulkas haben mit ihren Forschungen die Brücke zu jener spirituellen Weltsicht geschlagen, wie
sie etwa im „Pfad der Heilung" zum Ausdruck kommt. Was dort
das „dynamische schöpferische Bewusstseinsfeld" genannt wird,
beschreibt Vithoulkas als „universales kosmisches Energiefeld".
Dieses Feld ist die eigentliche Grundlage für alle physischen Le-
bensäußerungen. Wer als Mediziner einmal diese Grenze von der
groben Materie zur feinstofflichen Energie überschritten hat und
zudem die Wirksamkeit einer auf dieser Erkenntnis aufbauenden
Medizin erlebt hat, der leidet geradezu unter dem immer noch so
mächtigen Weltbild des alten medizinischen Paradigmas. „Die
Universalenergie besitzt absolut neutrale Eigenschaften – also
weder gute noch schlechte –, abgesehen von den Grundqualitäten,
die jeder Energie eigen sind. Diese *Urkraft* erlangt unterschied-
liche Wesensmerkmale entsprechend der jeweiligen spezifischen
materiellen Manifestation, die sie belebt.

---

64   Vithoulkas, Medizin, S.50

Sie verleiht allem Materiellen „Leben" und ist seine *Energie*. Albert Einsteins Formel und die Kernspaltung haben uns eine gewisse Vorstellung der Energie vermittelt, die „in der Materie verborgen" ist. Seiner Erkenntnis verdanken wir die wissenschaftliche Formulierung dafür, dass alles in unserer materiellen Welt Existierende nichts anderes als *Energiefelder* sind. Aber diesem Beweis und den Arbeiten anderer Gelehrter zum Trotz, beharren die Lehrenden der herrschenden biochemisch-mechanistischen Medizin noch immer darauf, unseren Körper wie eine Maschine oder ein chemisches Laboratorium abzuhandeln. Wir können es nicht oft genug beklagen, dass sie dadurch in fatalem Irrtum unsere wirkliche Natur und Struktur sowie die Gesetze ignorieren, die allein uns erst Leben ermöglichen und es erhalten."[65]

Für die Schwingungsmedizin insgesamt, also nicht nur für die Homöopathie, geht es also darum, die Ursache einer Erkrankung auf der dynamischen, der feinstofflichen Ebene zu suchen und nicht auf der biochemisch-physikalischen. Ein Medikament, etwa eine homöopathische Hochpotenz, vermag den Organismus nur dann zu durchdringen und die LEBENSKRAFT zu erreichen, wenn sie, so Vithoulkas, in einen „dynamischen Energiezustand" versetzt worden ist. Dieser Ansatz zeitigt weitreichende Folgen. Wie gelingt es der medizinischen Forschung, Medikamente zu energetisieren?

Kein zeitgenössischer Mediziner hat sich intensiver mit dieser Frage beschäftigt als der große griechische Homöopath Georgos Vithoulkas, der dafür völlig zurecht den Alternativen Nobelpreis verliehen bekommen hat. In seinem Meisterwerk „Die Medizin

---

65   Vithoulkas, Die neue Dimension der Medizin, Kassel 1997, S.93 f.

der Zukunft" behandelt er diese Frage in dem Abschnitt „Der Heilvorgang". Diese wenigen Seiten sind von solcher herausragender Bedeutung, dass sie einer ausführlichen Beachtung würdig sind. Vithoulkas beschreibt die bio-elektromagnetischen Felder und die Erkenntnisse der modernen Quantenphysik, um dann grundsätzlich auf die Frage von Materie und Energie einzugehen. „Materie und Energie sind nicht als getrennte Kategorien aufzufassen; beides greift ineinander über, und die Bühne, auf der sich ihre beständige Wechselwirkung vollzieht, ist das FELD. Was das bedeutet, hat Einstein klar erkannt: „Wir können also Materie als die Regionen des Raumes begreifen, in denen das Feld äußerst intensiv ist... In dieser physikalischen Betrachtungsweise gibt es keinen Platz für Feld und Materie, denn das Feld ist die einzige Wirklichkeit."

Elektromagnetische Felder wiederum sind durch das Phänomen der *Schwingungen* gekennzeichnet. Während die Elektronen sich um den Atomkern bewegen, pendeln sie rhythmisch hin und her. Diese sogenannte Oszillation geschieht in einer bestimmten Frequenz, die ihrerseits vom Typ der subatomaren Teilchen und ihrer Energieebene abhängig und für jedes Element spezifisch ist. In unserem Zusammenhang wird dabei wichtig, dass also jede Substanz einen spezifischen Schwingungszustand darstellt und ihr elektromagnetisches Feld durch eine eigene (messbare) Schwingungsrate (Frequenz) gekennzeichnet ist.

Das gilt auch für den menschlichen Organismus. Vereinfacht könnte man sagen, jeder Mensch existiert auf einer bestimmten Schwingungsebene oder Frequenz, die sich jederzeit schlagartig aufgrund von inneren (geistig-seelischen) und äußeren (stress- und krankheitsbedingten usw.) Einflüssen ändern kann. So entspricht denn das elektromagnetische Feld eines

Menschen sehr wahrscheinlich dem Hahnemannschen Begriff
LEBENSKRAFT."[66]

Dieser therapeutische Ansatz ist weitgehend die praktische
Umsetzung der „Gesetze der Heilung". Er berücksichtigt die Verbindung von „innen und außen", die Macht der Gedanken, die
Schwingungsgesetze und das „Aufmerksamkeits-Prinzip" sowie
die Bedeutung der „Felder". Vithoulkas wäre in der Lage, noch
tiefer über den Einfluss des Feinstofflichen auf die Körperebene zu
sprechen, doch vermeidet er dies aus der Überzeugung heraus, die
Menschheit in ihrer gegenwärtigen Entwicklungsstufe würde dieses Wissen missbrauchen.[67] So spricht er allgemein von „Krank-
heitsträgern", die auf das elektromagnetische Feld eines Menschen
auftreffen. Je nach dessen Beschaffenheit weist der Betroffene den
krankmachenden Einfluss zurück oder unterliegt ihm. Der Körper
beginnt dann heftig zu reagieren und produziert jene „Symptome",
die als Krankheit registriert und klassifiziert werden. „Demnach
sind *Symptome* einer Krankheit nichts anderes als Anzeichen
von Reaktionen, die den Organismus von schädlichen Einflüssen
zu befreien suchen: Die eigentliche Schädigung besteht aber ur-
sprünglich in einer Störung auf dynamischer, elektromagnetischer
Ebene."[68] Die Ursachen für diese „Störung" können mannigfaltig
sein, daher nimmt sich ein homöopathischer Arzt in der Regel
sehr viel mehr Zeit, um mit seinen Patienten zu sprechen, als ein
'normaler' Schulmediziner. Er versucht herauszufinden, welche
Krankheitsdisposition zu den vorliegenden Symptomen geführt
hat, und begeht nicht den Fehler, einfach nur auf die „Symptome zu schießen". Das Ergebnis wäre nur eine Verschiebung des

---

66 Vithoulkas, a.a.O., S.148 f.
67 Persönliche Bemerkung in einem Gespräch mit den Autoren.
68 Vithoulkas, Medizin, S.150

„Krankheitsfeldes", das sich in kurzer Zeit durch neue oder die gleichen Symptome erneut bemerkbar machen wird. Seine Ursache, der Ursprungsimpuls, ist ja nicht bearbeitet worden!

„Die Aufgabe der Homöopathie besteht nun darin, die spezifischen Wirkungen der *LEBENSKRAFT*, die natürlichen Abwehrmöglichkeiten des Organismus, erheblich zu stärken, indem sie eine spezifische Information zuführt. Sie wirkt im Einklang mit der *Lebenskraft* und nicht gegen diese. *Die Wirkrichtung der Lebenskraft offenbart sich gerade in den von der orthodoxen Allopathie so zielstrebig unterdrückten Symptomen.*

Weil jede Substanz über ein nur ihr eigentümliches elektromagnetisches Feld mit bestimmter Frequenz verfügt, muss der Homöopath das Mittel finden, dessen Frequenz dem *Schwingungszustand* des Kranken am ähnlichsten ist. Stimmt die Frequenz von Patient und homöopathischer Arznei überein, zeigt sich ein Phänomen, das in der Physik als *Resonanz* bekannt ist: Wie eine angeschlagene Gitarrenseite eine Gleichgestimmte zum Klingen bringt, so regt die Frequenz des passenden Mittels die Schwingung des elektromagnetischen Feldes beim Betroffenen an oder verstärkt sie, so dass es nunmehr die Krankheit zu besiegen vermag."[69] In diesem Zusammenhang müsste in Zukunft verstärkt die Aufmerksamkeit auf die Interdependenz zwischen Behandler und Patient gelegt werden. Erfahrene Homöopathen, die teilweise noch von Hahnemann selbst potenzierte Arzneien einsetzten, behaupten, diese seien ohne Zweifel wirksamer als die gleichen Mittel neuerer Herkunft. Das „Heilungsfeld", das im Zusammenhang mit der Geistheilung bereits angesprochen wurde, besitzt natürlich auch in vollem Umfang seine Gültigkeit

---

69 Ebd., S.150 f.

in jeder Arztpraxis auf dieser Erde. Die „Energie" des Arztes oder
Therapeuten geht ebenso auf den Patienten über wie die derje-
nigen, welche die Mittel hergestellt haben. Manche Wirkungen
sind dabei schwächer als andere; aber unwirksam ist keine. Hier
warten noch viele Zusammenhänge von immenser Tragweite auf
ihre Entdeckung!

Das dramatische Problem in der medizinischen Versorgung der
Gegenwart besteht für Vithoulkas darin, dass die Pharmaindus-
trie Millionen von Patienten inzwischen mit Mitteln vollgestopft
hat, die nicht nur teilweise verheerende Nebenwirkungen zeitigen,
sondern vor allem durch ihre „Felder" das eigentliche Krankheitsbild so verstellt haben, dass selbst die fähigsten Ärzte kaum
noch die Möglichkeit haben, zum eigentlichen Ursprung einer
Erkrankung vorzudringen. Vithoulkas kritisiert dabei auch die
eigene Zunft, wenn er die Wirksamkeit von sogenannten „Kom-
plexmitteln" bezweifelt und entschieden auf dem „Ähnlichkeits-
gesetz" beharrt. Nach dem Resonanzprinzip ist nur das Mittel
wirklich heilend, welches das höchste Maß an Ähnlichkeit zu der
vorliegenden Erkrankung aufweist. „Es geht nicht um Quantität
(Addition mehrerer Mittel), sondern um *Qualität*, um die we-
sensmäßige Eigenart der jeweiligen potenzierten Substanz. Jede
Substanz, jede Potenz weist eine eigene Frequenz auf, vermischt
man sie, so entsteht nicht notwendig Resonanz, sondern häufig
Dissonanz."[70]

Die Entwicklung in der Medizin der Gegenwart hat sich in
den letzten zehn Jahren noch signifikanter in zwei Richtungen
entwickelt. Die eine, nennen wir sie hier vereinfachend die „Phar-
ma-Medizin", setzt auf noch bessere Symptombekämpfung und

---

70   Ebd., S.152 f.

verwendet dafür Millardenbeträge in der Forschung, die nicht
unerheblich zu den explodierenden Kosten im Gesundheitswesen
beigetragen haben. Die Verbraucher hätten diese Kostenspirale
in jedem anderen gesellschaftlichen Bereich schon lange unterbrochen – durch Abwahl der dafür zuständigen Politiker. Doch
im Bereich der Gesundheit existiert eine „Leidensbereitschaft",
die nur dadurch erklärbar ist, dass es um das Leiden geht, nämlich um das Vermeiden von Krankheiten. Vithoulkas wirft daher
der verantwortlichen politischen Klasse völliges Versagen vor.
„Chemisch-pharmazeutische Industrie und allopathische Medizin
haben einen inzwischen unerträglichen Zustand provoziert, weil
die meisten Menschen in den Industrieländern nur noch mit ge-
hörigen Portionen Medikamenten weiterexistieren können, die sie
sich alltäglich morgens und abends einverleiben. Die verantwortlichen Forscher, Lehrenden und Politiker versäumten, rechtzeitig
gegen diesen Auswuchs vorzugehen und denken viel zu wenig
darüber nach, wohin der Weg führen, wo er enden soll."[71] Ruediger Dahlke sagt daher eine dramatische Krise dieses Systems
voraus, dessen Zusammenbruch nachhaltiger und tiefgreifender
sein wird als der Crash der Finanzmärkte im Jahr 2008.

Der andere Weg, nennen wir ihn hier vereinfachend die
„Schwingungsmedizin", versucht ein Umdenken einzuleiten,
das mit den Oberbegriffen „Ganzheitlichkeit, Natur, Geist-See-
le-Körper-Einheit oder Heilungsfeld" zu charakterisieren wäre.
Die Schwierigkeiten dieses Ansatzes liegen auf der Hand: Die
Menschen haben die innere Einheit mit der Natur weitgehend
verloren; sie haben nur noch ganz vereinzelt die Begabung, feinstoffliche Energien oder Wesen zu erschauen; und sie haben zu

---

71   Vithoulkas, Dimension, S.117

einem großen Teil keine Verankerung mehr in einer „transzenden-
talen Wirklichkeit", gleichgültig ob diese als Gott, Buddha-Natur,
Allah oder Unendliches Licht bezeichnet wird.

Die entscheidende Überlebensfrage der Menschheit wird es
sein, ob es genügend Individuen gelingt, diese verlorengegangenen
An- und Einbindungen in eine höhere Wirklichkeit wiederherzu-
stellen. Aus spiritueller Sicht lautet die Antwort: „Bittet, so wird
euch gegeben. Klopfet an, so wird euch aufgetan." Die Inspiration
für wunderbare neue (oder wiederentdeckte alte!) Heilungswege
wartet nur auf jene Suchenden, die mit aufgeschlossenem Geist
und offenem Herzen sich dieser QUELLE zuwenden, um ihren
LEBENSKRAFTSTROM zu empfangen.

Etwas weniger spirituell-mystisch drückt es der Mediziner Vithoulkas aus, wenn er als Abschluss seines Werkes „Die neue
Dimension der Medizin" interessierte Kolleginnen und Kollegen
unter der Überschrift „Zu guter Letzt noch etwas Wichtiges" er-
muntert: „Eine Ärztin, ein Arzt, die zur Richtungsänderung ge-
willt sind und künftig nach *Naturgesetzen* heilen wollen, sollten
während der schwierigen Aufgabe des Umdenkens nicht den Mut
verlieren. Der Weg zum Ziel der Erkenntnis *energetischer* Zusammenhänge ist steinig. Niemand kann das erforderliche umfang-
reiche Wissen und die Fähigkeiten zu erfolgreichem Behandeln
binnen kurzem aus der Literatur oder einer „Weiterbildungsmaß-
nahme" schöpfen: Alle Kenntnisse und Fähigkeiten müssen mit
Geduld und Demut *erdient* werden."[72]

---

72 Ebd., S.198

DIE ANWENDUNG

Um gleich zu Beginn jedes denkbare Missverständnis auszuräumen: Kein verantwortlicher Heiler oder Therapeut käme auf die Idee, einen Blinddarmdurchbruch mit Bach-Blüten oder einen komplizierten Beinbruch mit Globuli zu behandeln! Wenn eine Erkrankung auf der gröbsten materiellen Ebene angekommen ist, dann erfordert dies fast immer ein Reagieren mittels grobstofflicher Methoden. Damit ist allerdings nicht gemeint, dass nicht nach dem Beheben der akuten Situation die Suche nach möglichen tieferen Hintergründen der Erkrankung oder des Unfalls beginnen sollte. Es ist ein seltsames Gebaren seitens orthodoxer Kreise, die Frage nach dem Anlass eines Geschehens als Spinnerei oder gar religiösen Wahn abzutun. Jeden Unfall oder jede Krankheit auf den ZUFALL zu schieben, erscheint uns als die noch weitaus wahnhaftere Vorstellung. Man hat *zufällig* unglücklicherweise einen Virus eingefangen; man hat *zufällig* unglücklicherweise einen Unfall verursacht oder man ist *zufällig* unglücklicherweise selbst Opfer eines Unfalles geworden. Erstaunlicherweise fällt es vielen Menschen, gerade im medizinischen Sektor, leichter, an den ZUFALL zu glauben als an irgendeine Form einer verborgenen ORDNUNG.

In der Schwingungsmedizin gibt es unzählige Fälle von Heilungen, die für den Außenstehenden ans Wunderbare grenzen. Sie sind in der einschlägigen Literatur umfangreich dokumentiert. Sei es Clematis, mit der Edward Bach bei einem achtzehnjährigen Mädchen eine immer wiederkehrende Zyste an der Schilddrüse beseitigte; seien es die Equilibrium-Flasche B 20 von Aura-Soma, die bei Hauterkrankungen wahre Wunder zu vollbringen scheint, oder die B 41, die Rücken- oder Gelenkschmerzen manchmal geradezu in Sekundenschnelle lindert; oder eine Sepia-Gabe, die eine Knieverletzung zum Abheilen bringt. Diese Fallbeispiele, die natürlich jeweils eine individuelle Hintergrundgeschichte und eine darauf aufbauende Behandlung beinhalteten, ließen sich ohne Zahl fortführen. In allen Fällen ging es um die richtige Schwingung, die eine Disharmonie in der LEBENSKRAFT wieder in die Harmonie führte.

Edward Bach ging sogar so weit, das Wesen oder die Bezeichnung einer Krankheit für gänzlich unwichtig zu erklären. Die körperliche Erkrankung war für ihn allein eine „Disharmonie zwischen Seele und Gemüt". Die heilende Schwingung der „Bach-Blüten" bot ihm die Gewähr, diese Störung zu beseitigen und erneut den grundsätzlich vorhandenen Harmoniezustand wieder herbeizuführen. Für Dr. Bach kann man erst dann von Gesundheit sprechen, wenn Geist, Seele und Körper sich in vollkommener Harmonie miteinander befinden. Vor dem Hintergrund dieses Buches könnte man sagen, erst wenn die ersten „Acht Gesetze der Heilung" zur Anwendung gekommen sind, vermag das „Neunte Gesetz" seine heilsame Wirkung zu entfalten!

Dennoch soll hier ein Fall aus der Praxis Erwähnung finden, da er historische Berühmtheit erlangt hat – die Heilung Krishnamurtis durch Georgos Vithoulkas.[73] Im Jahr 1963, Vithoulkas war einunddreißig Jahre alt, reiste er nach Indien, um, wie er sagte, „sich selbst zu finden". Im Herbst 1964 hörte er in Bombay erstmals

---

73 Vgl. zur ausführlichen Schilderung der Beziehung von Vithoulkas und Krishnamurti: Peter Michel, Krishnamurti – Ein Mensch der Zukunft, Grafing 2007, S.78 ff.

einen Vortrag von Krishnamurti. Er war nicht übermäßig beeindruckt, zumal Krishnamurti äußerst erschöpft und krank wirk-
te. Vithoulkas gab ihm damals noch eine Lebenserwartung von
vielleicht drei Monaten. Zwischen Vithoulkas und Krishnamurti
gab es einen Bezugspunkt in Form von Alain Naudé, einem alten
Freund von Vithoulkas aus einer gemeinsamen Zeit in Südafrika.
Naudé war inzwischen der Privatsekretär von Krishnamurti und
machte die beiden, nach genau einem Vierteljahr, miteinander
bekannt. Krishnamurti war zu dieser Zeit von allen möglichen
Ärzten behandelt worden, allerdings ohne Erfolg. Warum sollte
ihm ausgerechnet Vithoulkas helfen können? „Ich war damals ja
selber noch ein Student der Homoöpathie", sagte Vithoulkas in
einem persönlichen Gespräch.[74] Doch Krishnamurti muss seine
Begabung erkannt haben, denn er äußerte Freunden gegenüber:
„Er wird mir meine Lebenskraft zurückgeben."[75] Und Krishnamurti sollte Recht behalten. Nach sechs Monaten Behandlung
durch Vithoulkas, in der dieser behutsam verschiedene homöopathische Heilungsschritte einleitete, bekannte Krishnamurti: „Ich
fühle mich wieder wie ein Sechzehnjähriger!"[76]

   Krishnamurti und Vithoulkas verband eine Beziehung, die weit
über ein Arzt-Patient-Verhältnis hinausging. Krishnamurti muss
in Vithoulkas eine verwandte Seele erkannt und seine Größe als
neuer Wegbereiter der Homöopathie gesehen haben. Anderthalb
Jahre standen die beiden in einer engen Beziehung. Vithoulkas
sah Krishnamurti fast täglich, was Krishnamurtis Behandlungs-
karten belegen, auf denen dieser detailliert die kleinsten Vor-

---

74 Mit den Autoren.
75 Peter Clotten/Susan Pfeifer, Georgos Vithoulkas, München 2002, S.119
76 Ebd., S.120

kommnisse notierte.[77] Er behandelte Krishnamurti nicht nur,
sondern teilte auch sein geistiges Leben mit ihm. „Krishnamurti
formte mein Denken", bekannte Vithoulkas. Im Gegenzug rettete
er ihm wohl das Leben, wenngleich er zu bescheiden ist, dies
öffentlich zu äußern.

Als Krishnamurti 1966 wieder zu einer Vortragsreise nach
Saanen in die Schweiz aufbrach, bat er Vithoulkas, ihn zu begleiten. Dieser willigte ein und musste erleben, wie Krishnamurti eine schwere Bronchitis bekam, die ihn an die Schwelle des
Todes führte. Vithoulkas setzte verschiedene Mittel ein, konnte
Krishnamurti aber nicht wieder gesund machen. Er wollte die
Behandlung bereits aufgeben und einen 'normalen' Schulmediziner heranziehen. Später vermutete er, dass das Antibiotikum,
das jener Krishnamurti verabreicht hätte, ihn wahrscheinlich aus
seinem Körper hinauskatapultiert hätte. Auch Krishnamurti muss
dies geahnt haben und forderte Vithoulkas daher auf, weiter nach
dem richtigen Mittel zu suchen.

Peter Clotten und Susan Pfeifer, die Biographen von Vithoulkas,
schildern dann die entscheidende Wendung. „In dieser Nacht fand
Georgos Vithoulkas keinen ruhigen Schlaf. Er träumte, Krishnamurti falle zu Boden, ein Körper, in dem kaum noch Leben steck-
te. Jedes Mal, wenn er fiel, hob Georgos ihn im Traum wieder
auf und sagte: „Sir, ich bin da. Es geht Ihnen gut." Angsterfüllt
wachte er auf und fragte sich, ob sein Patient jetzt wirklich gestorben sei. „Ich wollte sofort zu ihm und ihn sehen, aber es war
erst fünf Uhr morgens, und ich konnte vor acht Uhr nicht hinein.
Ich wartete voller Nervosität und las wieder und wieder im Reper-
torium, auf der Suche nach dem Detail, das ich bisher übersehen

---

77   Die Originale befinden sich noch immer im Besitz von Vithoulkas.

hatte. Plötzlich fiel es mir wie ein Schatten von meinen Augen, und ich sah das Mittel so klar vor mir, dass ich mich fragte, wie ich es bisher übersehen konnte. Es war ein Phosphor-Fall."

Als Georgos sein Zimmer betrat, fand er den Meister in einem sehr bedenklichen Zustand. Er gab ihm Phosphor und verließ seinen Patienten, um ihm die nötige Ruhe zur Heilung zu geben. Am Nachmittag kehrte er zurück und fand Krishnamurti nicht in seinem Zimmer vor. Sein erster angstvoller Gedanke war: Er ist tot. Doch dann kam Krishnamurti aus dem angrenzenden Bad ins Zimmer zurück. Die Atemnot war gewichen. Alle Zeichen standen auf Genesung. Am nächsten Tag war er bereits ein völlig anderer Mensch, voller Kraft und neuem Lebensmut. Er fragte: „Was haben Sie mir gegeben?" Georgos antwortete, dass es Phosophor gewesen sei. Krishnamurti beugte sich zu Boden und berührte aus Dank die Füße seines Arztes – eine Geste, die seine Biographie ansonsten nicht mehr aufweist."[78]

Das Göttliche in Krishnamurti erkannte das Göttliche in Vithoulkas an. Es war nicht mehr der Segen des Meisters für den Schüler, es war nach diesem Prozess eine Begegnung von zwei Geistesheroen auf Augenhöhe.

Dieses außergewöhnliche Beispiel einer Heilung durch die Homöopathie zeigt dreierlei:

1. Es ist auch für geniale Homöopathen nicht immer einfach, dass adäquate Mittel zu finden.

2. Es erfordert tiefes Vertrauen und großen Mut, sich in einer lebensbedrohlichen Situation uneingeschränkt einem als richtig erkannten Heilungsweg anzuvertrauen.

---

78   Clotten/Pfeifer, S.122

3. Wenn das richtige Mittel gefunden wurde, erfolgt die Heilung mit verblüffender Schnelligkeit.

Zugestanden, nicht jeder Homöopathie verschreibende Arzt ist ein Vithoulkas; nicht jeder Patient besitzt das Gottvertrauen eines Krishnamurti. Dennoch lehrt dieser spektakuläre Fall, dass die „Heilung durch die richtige Schwingung" kein Wunschdenken ist. Wenn die zerstörte Harmonie im Körper wiederhergestellt wird, bewirkt die nun wieder frei fließende LEBENSKRAFT die Heilung auch auf der materiellen Ebene. Wenn es der „Medizin einer neuen Zeit" gelingt, Vertrauen, Mut und Feinfühligkeit neu zu erwecken, werden selbst die „Blinden wieder sehend werden"!

ICH BIN EINS MIT DER NATUR
UND MIT ALLEM LEBEN!

Das zehnte Gesetz

WAS DU SÄST, DAS WIRST DU ERNTEN

Es ist die vielleicht tragischste Fehlentwicklung in der Religionsgeschichte, dass in weiten Kreisen des Abendlandes und in der
sogenannten „Neuen Welt" das Wissen um die Gesetzmäßigkeit
von „Reinkarnation und Karma" verlorengegangen ist. Inzwischen
glauben nach neuesten Umfragen zwar auch in diesen Kulturkreisen wieder 25-27% an wiederholte Erdenleben, doch die aus dem
Fehlen dieses Wissens entstandenen Glaubenszweifel werden noch
lange ihre dunklen Schatten werfen.

Das „Zehnte Gesetz" geht in dieser Formulierung auf Paulus
zurück. In seinem Brief an die Galater schreibt er klar und deutlich: „Täuscht euch nicht: Gott lässt keinen Spott mit sich treiben;
was der Mensch sät, wird er ernten." (Gal. 6,7) Auch die Evangeli-
en machen an vielen Stellen unmissverständlich deutlich, dass es
keinen „Zufall" auf Erden gibt. So überliefert Matthäus: „Verkauft
man nicht zwei Spatzen für ein paar Pfennige? Und doch fällt
keiner von ihnen zur Erde ohne den Willen eures Vaters." (Matth.
10,29) Seltsamerweise wird diese eindeutige Botschaft nicht ernst
genommen. Es muss, gerade auch im heilerischen Bereich, die
eindeutige Antithese zweier Weltanschauungen gesehen werden:
Entweder ist alles, und damit auch jede Krankheit oder jeder Un-

fall, reiner Zufall oder hinter allem, und damit auch hinter allen
Krankheiten oder Unfällen, waltet eine höhere Ordnung. Es gibt
keinen Mittelweg![79] Ein bisschen Zufall und ein wenig Ordnung
schließen sich aus. Jeder, der therapeutisch arbeitet, muss sich in
seinem Herzen einmal diese Frage stellen – und sie beantworten. Andernfalls verhält er sich so wie die „Äquatorialafrikaner"
in der kritischen Anklage von Georgos Vithoulkas. Unter der
Überschrift „Karmische Zusammenhänge" schreibt der große
Homöopath: „In jahrtausendealten Hochkulturen hat die Erkenntnis, dass jeder Mensch einer starken Verkettung von Ursachen
aus seinen oder seiner Vorfahren früherer Existenzen ausgesetzt
ist, auch in der Medizin ein festen Platz, so etwa in China, Ti-
bet, Indien usw. Ob derlei karmische Abhängigkeit bestimmte
Anlagen begünstigt, dass die Patientin oder der Patient von einer
spezifischen Erkrankung befallen wird, sollten wir auch im Wes-
ten intensiv erforschen und bei der Prognosestellung angemessen
berücksichtigen, statt sie – wie bei den meisten „Koryphäen" der
biochemisch-mechanistischen Medizin üblich – überheblich als
„primitiven Aberglauben" abzutun. Denn damit verhalten sie sich
so wie jene Äquatorialafrikaner, die ihr Dorf noch nie verlie-
ßen, gleichwohl aber vehement die Existenz von Eis und Schnee
bestritten."[80] In den vierzehn Jahren seit Erscheinen dieses Buches hat sich wenig verändert. Wer im medizinischen Betrieb
christlich-jüdisch-islamischer Prägung eine Krankheit mit dem
Hinweis auf das persönliche Karma des Erkrankten betrachtet,

---

79 Es sei denn, man schließt sich der perversen Prädestinationslehre des
    Augustinus an, nach der Gott von vornherein willkürlich die Menschen
    zum ewigen Heil oder zur ewigen Verdammnis vorbestimmt. Man mag
    es nicht glauben, dass dieser Mann noch immer als „Heiliger" und maß-
    geblicher „Kirchenlehrer" gepriesen wird!
80 Vithoulkas, Dimension, S. 102 f.

läuft Gefahr, sich aberwitzige und ehrenrührige Verleumdungen anhören zu müssen. Diese können von Faschist über Rassist bis zum Geisteskranken reichen. Es ist unbegreiflicherweise für die große Mehrheit der Mediziner in diesen Kulturkreisen ganz offensichtlich sehr viel erträglicher, eine unheilbare Krankheit, ein früh sterbendes Kind oder eine alleinerziehende an Krebs erkrankte dreifache Mutter unter „Zufall" einzuordnen, als zu versuchen, hinter all dem tragischen Geschehen einen Sinn zu erkennen.

Die Vorwürfe an die Vertreter der „Karma-Lehre" grenzen dabei ans Absurde, wenn behauptet wird, der Mensch käme als Ameise wieder oder es gäbe keine Freiheit mehr, weil alles Geschehen fatalistisch vorbestimmt wäre. Es werden eher die abstrusesten, fünftausend Jahre alten Legenden aus dem indischen Dschungel herangezogen, um gegen Reinkarnation und Karma zu polemisieren, als sich sachlich mit der Fragestellung auseinanderzusetzen. Dabei haben die größten Geister aller Weltreligionen in zahllosen Werken längst aufgeräumt mit derartigen Vorstellungen. Stellvertretend für viele mag hier Lama Anagarika Govinda, einer der bedeutendsten buddhistischen Gelehrten des 20. Jahrhunderts und beispielhafter Brückenbauer zwischen Ost und West, zu Wort kommen. „Die Idee, dass die Folgen aller Taten, seien sie gedanklicher oder körperlicher Art, bis zum letzten ausgekostet werden müssen und dass selbst durch die unscheinbarste Handlung, durch die geringste Gemütsbewegung, man weiterhin in das unentrinnbare Netz des Schicksals verstrickt ist, ist sicher das furchtbarste Schreckgespenst, das der menschliche Intellekt je heraufbeschworen hat; denn nur nachträgliche Verbegrifflichung und Konkretisierung wesentlicher Zusammenhänge des Schicksals konnten aus dem lebendigen Geist unseres innersten Wesens die blinde Notwendigkeit eines mechanistischen Gesetzes konstruieren. Mechanische oder absolute Gesetze sind nur auf unbelebte „Dinge" oder begriffliche Einheiten anwendbar, d.h. auf gedankliche Abstraktionen, aber nicht auf lebende, wachsende Organismen, die Einheiten nur im Sinne ihrer Kontinuität und der Richtung ihrer Transformation sind."[81] Was für eine armselige göttliche Gerechtigkeit wäre es, die zum „Karma-Computer" mutiert wäre, der gemäß Programmierung die guten und die schlechten Schicksalskugeln verteilte. Die Verflochtenheit des Menschen in große, endlos verzweigte Schicksalsgewebe ist so differenziert, dass es anmaßend wäre zu glauben, der menschliche Verstand könne sie begreifen. Auch die großen LEHRER bekennen, wenn sie über das „Welt-Karma" sprechen, vor einem „tiefen Geheimnis" zu stehen. „Mit dem „kollektiven Karma" berühre ich ein anderes tiefes Geheimnis, über das wenig zu wissen selbst die großen Weisen bekannten und das ich nur deiner Intuition überlassen kann."[82]

Der Umgang mit Krankheit und Leid unter dem Gesichtspunkt von Reinkarnation und Karma erfordert große Sensibilität, noch größeren Respekt und wahre Demut vor dem Geheimnis des menschlichen Schicksals und den es bestimmenden Mächten und Gesetzen. Simone Weil, die tiefahnende französische Mystikerin, spricht in ihrem „Notizbuch" eine der fundamentalen und zugleich geheimnisvollsten Wahrheiten des menschlichen Daseins aus: „Das Böse wird dadurch überwunden, dass es zum Leid

---

81 Lama Anagarika Govinda, Grundlagen tibetischer Mystik, München 1975, S.331 f. Für eine christliche Integration der Reinkarnationslehre hat der Schweizer Pfarrer Till A. Mohr in seiner umfangreichen Monographie „Kehret zurück ihr Menschenkinder!" (Grafing 2004) die Grundlage gelegt.

82 Challoner, S.173

wird." In ihrer Meditation über diese Aussage verwendet sie dann
eine Formulierung, mit der sie gleichsam die sakrale Dimension
des Leidens anzudeuten versucht, wenn sie von der „Transsubstantiation der Energie" redet. Im Leid wird Karma zur Gnade,
indem es transformiert werden DARF, ohne dass dem Individuum
der freie Wille genommen wird. Niemand, der sich tiefschürfend
mit der Karma-Lehre auseinandersetzte, übersah die verborge-
ne Präsenz der Freiheitsidee im Karma-Gesetz. Leiden entsteht
in tiefster Konsequenz aus einem Sich-Abwenden-von-Gott, wie
immer man den Ausdruck „Gott" für sich auch mit Inhalt füllen
mag. Aus diesem Schritt entwickelt sich jene Disharmonie, die
in letzter Ausprägung als „Krankheit" erscheint. In der Medizin
ist diese Entwicklungskette am klarsten von der Homöopathie
erkannt worden. James T. Kent erläutert in seinen „Vorlesungen":
„Denken und Wollen bewirken im Menschen einen Zustand, der
für seine augenblickliche Gesundheitslage, sein Gleichgewicht,
seine Harmonie oder Disharmonie verantwortlich ist. Solange
der Mensch das Wahre dachte und das tat, was für seinen Nächsten das Beste, was seiner Seele gemäß war, so lange blieb der
Mensch auf diesem Planeten frei von jeder Empfänglichkeit für
Ordnungsstörungen, für Krankheiten. Das war die Struktur, in
der er geschaffen war. Solange er gemäß dieser Struktur, dieser
Integrität und Ordnung lebte, bot er keinen Angriffspunkt für
Krankheiten; seine Aura verhinderte jede Ansteckung. Als der
Mensch jedoch anfing, das zu wollen, was falschem Denken und
Fühlen entsprang, erreichte er einen anderen Zustand, der genau
seinem Inneren, seinem Sein entsprach. Seither ist der Zustand
des menschlichen Leibes ein für Krankheiten empfänglicher Zu-
stand, verursacht letztlich durch das Wollen des Bösen, durch das
Denken und Fühlen dessen, was schlecht ist und das Leben zu

einer Kette von Entgleisungen macht."[83] Eine bemerkenswerte
Aussage für einen Mediziner! Kent unterscheidet sich hier wenig
von der theosophischen oder anthroposophischen Auffassung von
Leid und Krankheit. Das Karma bestraft oder belohnt nicht, es
stellt lediglich die verlorengegangene Harmonie wieder her. Diese
Wiederherstellung dient allein dem Wohl des Einzelnen wie auch
des Ganzen. Wenn man überhaupt das missverständliche Wort
vom „strafen" heranziehen will, dann kann man bestenfalls sagen,
der Mensch werde *von* seinen Sünden, nicht *für* sie bestraft. Viel
weitsichtiger ist allerdings die Aussage, wonach „Leid leitet". Das
Leid leitet zurück zu jener Harmonie, aus welcher der Leidende
herausgefallen ist. Das Leiden dient ihm also gleichsam als Wegweiser zurück zu seinem Ursprung, wo allein Heil (Heilung) zu
finden ist. Es ist erheblich leichter für einen Betroffenen, wenn
er diese Gesetzmäßigkeit bewusst erkennt, doch fragt das Gesetz
nicht danach. Es wirkt! „Dem werdet ihr vielleicht entgegenhal-
ten, dass es nicht recht ist, dass die Opfer derart leiden müssen,
wenn sie nichts davon wissen, ein geistiges Gesetz verletzt zu haben, oder dass ein solches Gesetz überhaupt existiert. Das geistige
Gesetz nimmt keine Rücksicht auf Unwissenheit; das Gesetz ist
gerecht, vollkommen und wahr. Obgleich aus irdischer Sicht ein
Unschuldiger zu leiden scheint, gibt es aus geistiger Sicht so etwas
wie unschuldiges Leiden nicht; darüber hinaus würdet ihr, wenn
ihr mit den Augen des Geistes schauen könntet, selbst sehen, dass
ein wunderbarer Läuterungs- und Reinigungsprozess in der See-

---

83 Zit. bei Vithoulkas, Medizin, S.75 f. In diesem Zusammenhang wäre auch
    ein Blick auf die sogenannten „drei Miasmen" aufschlussreich, die durch-
    aus unter dem Gesichtspunkt karmischer Strukturen betrachtet werden
    könnten. Hier läge für weitblickende Forscher der Homöopathie ein über-
    aus spannendes Arbeitsfeld!

le stattfindet, die sich solchem Leiden unterzieht."[84] Hier könnte
der falsche Gedanke entstehen, Leiden sei prinzipiell ein unver-
zichtbarer Aspekt von Evolution. Dies wäre eine Pervertierung
der Vorstellung eines allweisen Geistes oder allliebenden Gottes.
Der Anfang des karmischen Prozesses liegt im Missbrauch der
Freiheit und im Verstoß gegen die Gesetze der Schöpfung. Dies
ruft dann die „Hüter des Karma" auf den Plan, die das Gefallene
oder Fehlgeleitete wieder zurückzuführen versuchen, ohne die
unzerstörbare Freiheit des Individuums zu missachten.[85]

Es hat sich mit der Verbreitung der Lehre von Reinkarnation
und Karma im christlich-abendländischen Kulturkreis gezeigt,
dass der Umgang damit nicht unproblematisch ist. Da die wenigsten Menschen über die geistige Befähigung verfügen, karmische Zusammenhänge zu erkennen, sollten sie grundsätzlich
zurückhaltend sein in der „Bewertung" von Erkrankungen. Die
Hintergründe können so unendlich vielfältig sein, dass sich jede
einlinige Zuordnung verbietet. Allzu leicht wird auf der primitiven Schiene argumentiert: Heute krank – früher schlecht. Wer so
argumentiert, befindet sich auf einem Irrweg. Das geistige Gesetz
lautet: „Wer Karma kommentiert, kennt seine Gründe nicht; wer
sie kennt, kommentiert nicht!" Karma kann auch freiwillig über-
nommen werden; oder das Leiden kann der letzte Schritt einer
großen Seele auf dem Weg zur Befreiung sein.

Im Zusammenhang mit der Karma-Lehre mag die Frage aufkommen, wie sich Heilung unter karmischen Gesichtspunkten
grundsätzlich erklären lässt. Die Antwort darauf fällt einerseits
nicht schwer, andererseits ist sie nahezu unmöglich zu geben. Im

---

84 White Eagle, Die Heilungspraxis, Grafing 1998, S.100 f.
85 Vgl. dazu: Peter Michel, Karma und Gnade, Grafing 1988, S.117 ff.

ersten Fall wird es so sein, dass Arzt, Therapeut oder Heiler genau
dann von dem erkrankten Patienten aufgesucht werden, vielleicht
müsste man sogar aufgesucht werden dürfen sagen, wenn die karmischen Faktoren dies erlauben. Erst dann wird eine Heilung
erfolgen können. Diese schicksalhaften Fügungen betreffen nicht
nur die Heilung von Krankheiten, sondern das gesamte menschliche Dasein.

Gerade die wirklich begnadeten Heiler, die ganz im Einklang
mit dem Göttlichen wirkten, wussten um diese Gesetzmäßigkeiten. Harry Edwards hat sie immer wieder angesprochen und in all
seinem Wirken das „Dein Wille geschehe" in den Vordergrund
gerückt. Heilkunst ist keine Magie, sonst würde der Eigenwille
erneut das karmische Rad in Bewegung setzen. „Alles, was geschieht, jede Bewegung, jeder Wechsel in unserer Auffassung ist
das Ergebnis gesetzbeherrschter Kräfte, die sich an das Selbst
wenden. Da gibt es keine Ausnahme. Wir beobachten diese Gesetze in der Entwicklung der Materie, den Bahnen der Sterne, bei
der Zeugung, Geburt, Wachstum und beim Tod, in dem atomaren
Aufbau eines Elementes und überall sonst. Die menschliche Wissenschaft ist auf diesen sicheren Gesetzen aufgebaut; andernfalls
würde Chaos herrschen. Nichts geschieht durch „Zufall". Dieselbe
Gesetzmäßigkeit gilt auch für Geistheilungen. Wenn eine Geistheilung stattfindet, werden mit dem kosmischen Prinzip übereinstimmende Kräfte in Tätigkeit gesetzt, und die Heilungen sind
deren Ergebnis nach Maßgabe deren bestimmten Bedingungen."[86]

Es ist weder hilfreich noch notwendig, sich bei jeder Erkrankung oder bei jedem kleinen Unglück die Frage nach der „karmischen Gerechtigkeit" zu stellen. Wer bei Minus 15 Grad barfuß

---

86 Edwards, a.a.O., S.31

eine Wanderung unternimmt und sich die Zehen abfriert, hat
die Folgen eines „Instant Karma" zu ertragen. Wenn man aber
antwortet, so viel Dummheit müsse ja solche verhängnisvollen
Konsequenzen haben, trifft man ebenso den Kern der Dinge. Mit
dieser kleinen Analogie soll zum Ausdruck gebracht werden, dass
es wenig Sinn macht, ständig die großen Schicksalsgesetze heranzuziehen, um eigenes aktuelles Fehlverhalten samt dazugehöriger
Auswirkungen zu kommentieren. Krankheiten können schmerzhafte Mahnungen sein, aber sie haben nur eines im Blick – den
geistigen Fortschritt des Einzelnen und der Menschheit insgesamt.
„Jede Geburt ist ein neuer Anfang. Gewiss entwickelt er sich aus
der Vergangenheit; er ist aber nicht deren mechanische Fortset-
zung. Wiedergeburt ist keine ständige Wiederholung, sondern ein
Fortschritt. Sie ist der Mechanismus eines evolutiven Prozesses."[87]

---

87 Sri Aurobindo, Das Göttliche Leben II,2, Gladenbach 1974, S.201

DIE ANWENDUNG

„Am Anfang sollten keine falschen Begriffe stehen. Wenn du
erwartest, dass ich dich heile, indem ich dir irgendeine magische
Formel gebe, irgendein Lebenselixier, das dich ohne ernsthafte
Anstrengungen von deiner Seite und ohne vorbehaltlose Mitarbeit
verwandeln wird, so erwartest du das Unmögliche. Ein solches
Elixier gibt es nicht. Auch kann keine äußere Macht angerufen
werden, welche die Verhältnisse auf allen Ebenen verändern würde oder könnte, die das Ergebnis eines langen Entwicklungspro-
zesses sind, der viele Leben und Geschehnisse umfasst."[88]

Es leuchtet unmittelbar ein, dass es keine simplen „Anwendungs-
ratschläge" im Umgang mit „Saat und Ernte" geben kann. Wichtig ist jedoch, Karma nicht mit Fatum zu verwechseln, und die
Demut in der Annahme einer Krankheit nicht in Selbstaufgabe
einmünden zu lassen. Da den meisten Menschen ihre karmischen
Strukturen nicht bekannt sind, kann es einerseits hilfreich sein, zu
respektieren, dass eine Krankheit zum gegenwärtigen Zeitpunkt
nicht geheilt werden kann, weil mit ihr noch ein innerer Verwand-
lungsprozess einhergeht; andererseits sollte man nicht die Hände
in den Schoß legen und resigniert vor sich hinleiden, mit dem Gedanken im Hinterkopf, das „sei wohl das Karma, das man tragen
müsse". White Eagle hat einen wertvollen Hinweis hinsichtlich
des Umgangs mit dem Leiden am Beispiel einer Krebserkrankung
gegeben. „Ihr habt uns gebeten, über Krebs zu sprechen, und eure

---

88   Challoner, a.a.O., S.23

Frage war, ob Krebs durch chrirurgische Maßnahmen heilbar sei.
Wenn wir erklären, dass Krebs seinen Ursprung in einer tiefver-
wurzelten Disharmonie in der Seele des Menschen hat, werdet ihr
die Logik unserer Antwort verstehen: Dass es unmöglich ist, die
Krankheit allein durch Operation zu heilen. Aber Krebs ist nicht
unheilbar. Ich würde ihn als eine in erster Linie geistige Krankheit
bezeichnen, weil er weitgehend durch Disharmonie aufgrund der
Verletzung von Natur- und geistigen Gesetzen (nicht unbedingt im
gegenwärtigen Leben) hervorgerufen wird. Diese Gesetze können
aus Unwissenheit verletzt worden sein, aber durch das Leid, das
durch Unwissenheit entsteht, geht die Seele schließlich in das Land
des Lichtes hinüber. ... Dieses göttliche Streben in jedem wächst
und erweitert sich, selbst durch Schmerzen. Es sehnt sich nach
Wachstum, vor allem ins Gottesbewusstsein, und es weiß, dass es
nur wachsen kann durch Wissen, das es durch Erfahrung erwirbt.
Das klingt vielleicht recht unbarmherzig; aber das Ego will Leiden im materiellen Körper verursachen, wenn es keinen anderen
Weg gibt. Ihr werdet fragen: „Wie steht es mit einer armen Seele,
die unschuldig ist und nicht versteht, wozu dieses Leiden ist?"
Wahrlich, das Denken kann unwissend sein, aber in der Seele ist
Weisheit. Wenn ihr in der Lage wäret, den Prozess der geistigen
Erleuchtung zu beobachten, der im Leidenden stattfinden kann,
dann würdet ihr Gott für das Geschenk des Leidens danken."[89]

Die Aussage „für das Leiden danken" klingt zweifellos provo-
kant; und mancher Schwerkranke mag sie sogar als zynisch empfinden. Hier zeigt sich wieder die Tragik des fehlenden Wissens
um Reinkarnation und Karma in weiten Teilen der Welt. Natürlich
wird jeder, der seine Existenz nur von der Geburt bis zum Tod

---

89 White Eagle, Heilungspraxis, S 97 ff.

bemisst und leugnet, es könne ein „Vorher" und „Nachher" geben, das Leiden nicht als „Geschenk" betrachten. Es kann ja gar
kein Sinn in diesem Leiden liegen, wenn es nicht das Ergebnis
einer langen Vorgeschichte ist und seine Auflösung in einer ver-
heißungsvollen Zukunft findet. In Simone Weils innerer Vision
über die „Transsubstantiation der Energie", die beim Verwandeln
des Bösen eintritt, liegt der Schlüssel. Die Erde strebt in ihrer
Evolution einer höheren Stufe zu, dem „Punkt Omega", wie es ein
anderer großer französischer Mystiker, der Jesuitenpater Teilhard
de Chardin, bezeichnet hat. Aber sie *strebt* erst, sie hat diesen
Punkt noch nicht erreicht. Die Erde ist noch eine unerlöste Sphä-
re – und daher noch eine Stätte von Krankheit und Leid. Es mag
für manchen Erkrankten ein unangenehmer und für manchen
orthodoxen Mediziner ein unerhörter Gedanke sein, aber es muss
dennoch erlaubt sein, einmal die *metaphysische Dimension* von
Krankheit und Heilung anzusprechen.

Wenn, wie mehrfach hervorgehoben, Karma nicht gleichzusetzen ist mit Fatum, also mit unabänderlicher Vorherbestimmung,
dann sollte es doch die Möglichkeit einer aktiven Aufarbeitung
karmischer Strukturen geben. Und in der Tat weist die Literatur zur Karma-Lehre immer wieder auf diese Möglichkeit hin.
Schon die Sanskrit-Wurzel „kṛ", aus welcher das Wort Karma
gebildet wird, weist in ihrer Urbedeutung „tun, machen" auf diese
aktive Komponente hin. Karma ist nicht statisch, sondern dyna-
misch. Es kann in jedem Augenblick zum Besseren gewandelt
werden. Krishnamurti hat das pointiert einmal in den Ausspruch
gekleidet: „Wenn ihr wissen wollt, wie ihr morgen seid, schaut
euch an, wie ihr heute lebt!" Jeder Mensch konfrontiert ständig
alte Ursachen mit neuen Handlungen, er „kann diesen alten Ur-

sachen mit starken Gedanken der Liebe und des guten Willens entgegenwirken und auf diese Weise das sonst unvermeidliche Ereignis verhindern, welches seinerseits wiederum karmische Verwicklungen geschaffen hätte. Dergestalt kann er Kräfte, die aus der Vergangenheit wirken, dadurch aufheben, dass er ihnen entgegengesetzte und gleich starke Kräfte entgegenschickt und „sein Karma durch Wissen verbrennt". In ähnlicher Weise kann er auch Karma auslöschen, das er erst in diesem Leben erzeugt hat und das sich erst im kommenden Leben auswirken würde."[90] Es darf nie aus den Augen verloren werden, dass stets, wenn vom Karma die Rede ist, es sich nicht um statische, unverrückbare Fakten handelt, sondern um lebendige, dynamische Energiefelder. Das Gewebe des Karma ist ein unendlich fein gesponnenes Netz von Energiefäden, die alle untereinander verbunden sind und in rasender Geschwindigkeit Informationen vermitteln. Jede neue Information – also jeder neue Gedanke, jedes neue Gefühl, jede neue Tat – verändert das Gesamtbild. Diese Erkenntnis schenkt dem Menschen seine volle Handlungsfreiheit und macht ihn dadurch – bis zu einem gewissen Grad – zum Herrn über sein Schicksal. Nicht als Nietzsches „Übermensch" oder als antiker Titan, sondern als aktiver „Mitarbeiter im Weinberg des Herrn", der einst seinen verdienten Lohn empfangen wird.

---

90 Annie Besant, Die Uralte Weisheit, Graz 1971, S.201 f.

ES GESCHIEHT ABSOLUT NICHTS IN MEINEM LEBEN,
WAS NICHT GOTTES WILLEN ENTSPRICHT!

Das elfte Gesetz

DIE LIEBE STEHT ÜBER DEM GESETZ

Es ist im Zusammenhang mit dem Karma-Gesetz äußerst bemerkenswert, dass viele bedeutende Autoren, welche die Lehre von Reinkarnation und Karma vertreten, diese nicht als das „höchste Gesetz" betrachten. Selbst im nicht-theistischen Buddhismus gibt es eine Art gnadenhaftes Wirken durch höhere Wesen, die karmische Strukturen zu beeinflussen vermögen.

Sieht man einmal vom Eingreifen einer „absoluten Macht" ab, dann ist die bekannteste Form der Karma-Auflösung die freiwillige Übernahme karmischer Lasten durch einen anderen Menschen. Die östliche Philosophie kennt dieses geheimnisvolle Geschehen unter der Überschrift „ein Meister verbrennt das Karma seines Schülers". Damit ist der Umstand bezeichnet, dass eine hochentwickelte Seele einem Jünger oder Schüler einen Teil seiner karmischen 'Schulden' abnimmt und sie selbst trägt. Dieses Abnehmen muss nicht einmal auf die körperliche Ebene begrenzt sein, sondern kann auch in die feinstofflichen Bereiche hineinreichen. Die Begrenzung von Raum und Zeit ist in diesen Prozessen aufgehoben.

Ein beeindruckendes Beispiel für die „Karma-Verbrennung" durch einen fortgeschrittenen spirituellen Meister schildert Caro-

line Myss. Es ging um einen hochangesehenen indischen Lehrer,
der unheilbar an Krebs erkrankt war. Der Krebs hatte bereits
mehrere Organe befallen, und der gesundheitliche Verfall war
unübersehbar. „Eines Tages trat ein treuer Schüler an ihn heran
und fragte ihn, warum er sich nicht heilen würde – oder sich
nicht heilen könne. Der spirituelle Meister wandte sich zu ihm
und lachte: „Du möchtest zusehen, wie ich das heile?", fragte
er. „Dann pass auf!" Und kaum hatte er das gesagt, heilte der
Meister seinen Körper, der sofort wieder seine frühere gesunde
Farbe annahm – was seinen Schüler noch mehr verwirrte. „Ich
verstehe nicht", sagte der Schüler. „Wenn du so viel Licht in dir
hast, was hat dann diese dunkle Krankheit verursacht?" „Das ist
nicht meine Dunkelheit", erwiderte der spirituelle Meister. „Es ist
deine und die meiner anderen Schüler. Ich trage sie für euch, bis
ihr stark genug seid, sie selbst zu tragen. Ich selbst spüre nichts
davon.""[91]

Ein ganz ähnliches Vorgehen finden wir auch bei christlichen
Heiligen, etwa bei Katharina von Emmerich oder Pater Pio. Allerdings wird dies in der christlichen Nomenklatur mit dem Begriff „Sühneleiden" etwas unglücklich beschrieben. Die großen
Heiligen „sühnten" ja nicht, sondern sie übernahmen freiwillig
eine fremde Last. Hier spielt das tragische Grundmissverständnis
der christlichen Theologie hinein, wonach ein „erzürnter Gott
versöhnt werden musste". Aus dem Blickwinkel der Liebe heraus
mutet diese Vorstellung ähnlich befremdlich an wie die Wendung
der christlichen Dogmatiker, die nach endlosem Wehklagen über
die Hartherzigkeit und Gnadenlosigkeit der Karma-Lehre unge-
rührt darauf bestehen, dass es natürlich keinen Zweifel an der

---

91   Myss, a.a.O., S.62

„Ewigkeit der Höllenstrafe" geben könne. Wie weit haben sich
die monotheistischen Religionen doch in großen Teilen von der
Idee eines Gottes der Liebe entfernt. Wenn schon das menschliche
Herz sich weigert, diese Lieblosigkeit zu akzeptieren, wie mag
sich diese Frage dann erst aus noch höherer Sicht darstellen?

Die amerikanische Reinkarnationsforscherin Gina Cerminara
hat sich bei ihren Untersuchungen unter anderem mit den sozialen und den psychologischen Aspekten der Karma-Lehre befasst
und kommt dabei zu einem bemerkenswerten Schluss. „Die Reinkarnationslehre ist in erster Linie psychologisch zu verstehen,
weil sie sich mit der individuellen Seele und den Gesetzen und
Bedingungen, durch die diese Seele Vollkommenheit erreichen
kann, befasst; doch in erweiterter Bedeutung ist sie auch sozial zu
verstehen, weil LIEBE der Endzweck und die einzige Auflösungs-
möglichkeit des Karma-Gesetzes ist, wodurch die persönliche
Höherentwicklung bestimmt wird."[92] Wenn diese Annahme zutreffend ist, wird auch deutlich, warum viele Forscher – und auch
Menschen nach Nah-Tod-Erfahrungen – immer wieder betonen,
dass Lieblosigkeit das größte Übel des menschlichen Daseins sei.
Sie scheint auch bei Fällen von karmischen Erkrankungen eine
entscheidende Rolle zu spielen.[93]

Auch wenn die theologische Frage von der „stellvertretenden
Sündenvergebung", die der Menschheit durch den Tod Christi
am Kreuz zuteil wurde, nicht unmittelbar in ein Buch über die
„Heilungsgesetze" gehört, sollte doch zumindest mit einem kur-
zen Absatz darauf eingegangen werden, da sie die Grundprob-

---

92 Gina Cerminara, Erregende Zeugnisse von Karma und Wiedergeburt,
      Freiburg 1981, S.131
93 Vgl. Michel, Karma, S.120 f.

lematik des „Zehnten und Elften Gesetzes" betrifft. Wenn die
Kirchenlehre von der „stellvertretenden Sündenvergebung" oder
der „stellvertretenden Erlösung" zuträfe, würde natürlich das
Karma-Gesetz aufgehoben – und zwar in allen Belangen. Die
spirituelle Lehre sieht jedoch das Wirken der großen Religions-
stifter nicht im Gegensatz zum Karma-Gedanken, sondern gerade
als seine Erfüllung. „Ist einer so mächtig, wie das Christentum
sich den Christus Jesus vorstellt, so hilft er in einer Zeit, wo die
ganze Menschheit Hilfe braucht, der ganzen Menschheit. Und
das Karma-Gesetz wird dadurch nicht unwirksam, sondern im
Gegenteil: Die Tat des Christus Jesus auf Erden wird dadurch
wirksam, dass man auf Karma bauen kann. Der Erlöser weiß,
dass durch Karma das Erlösungswerk auch wirklich allen zugänglich wird. Ja, diese Tat geschah gerade im Bauen auf das Karma-
Gesetz, als eine Ursache für die zukünftige herrliche Wirkung,
als eine Saat für die spätere Ernte, als eine Hilfe für den, der
die Segnungen der Erlösung auf sich wirken lässt. Die Tat des
Christus Jesus ist überhaupt nur denkbar durch das Existieren des
Karma-Gesetzes; gerade das Testament des Christus Jesus ist die
Karma- und Reinkarnationslehre."[94]

Christus kam nicht, um einen 'zornigen Vater' zu versöhnen. Er
sah keine Notwendigkeit, den Vater um Gnade für die Menschheit zu bitten, denn „er, der Vater, hat euch lieb" (Joh.-Ev. 16,27).
Jesus von Nazareth besaß offensichtlich die Einsicht in die karmischen Lasten seiner Brüder und Schwestern auf Erden, und
seine Liebe war groß genug, um das Opfer von Golgatha auf
sich zu nehmen. Es war die größte Liebestat der Menschheitsge-
schichte und das leuchtendste Beispiel für den Umgang mit den

---

94   Rudolf Steiner, Vor dem Tore der Theosophie, Dornach 1978, S.59

Schatten des Karma. Daher vertreten christliche Mystiker, wie die Amerikanerin Flower A. Newhouse, die Ansicht, aufgrund des „karmischen Liebesopfers Christi" sei der größte Teil des menschlichen Schicksals auf Erden inzwischen nicht mehr von Karma-Strukturen, sondern von Gnadenströmen bestimmt.[95] Dabei fließt dieser Strom natürlich unaufhörlich zu allen Erdenwesen, einschließlich der nicht-menschlichen Reiche, ohne Ansehen der Person. Bildhaft ausgedrückt, könnte man den menschlichen Wesenskern als „Gralskelch" bezeichnen, der den Gnadenstrom aufzufangen vermag. Jeder Einzelne besitzt jedoch die Freiheit, den Kelch umzudrehen, so dass der Strom an ihm vorüberfließt. Wer so handelt, wird weiterhin unter dem Karma-Gesetz sein Dasein fristen müssen. Diese Einsicht ist von ungeheurer Bedeutung für das Heilungsgeschehen. Im Zusammenhang mit dem „Siebten Gesetz" liegt hier der Schlüssel für die Heilung sogenannter „unheilbarer Krankheiten".

Die Gnade hebt das Karma nicht einfach auf, weil „das Gesetz erfüllt werden muss", doch sie vermag es zu transformieren. Darin liegt ein entscheidender Unterschied zu der Auffassung, es gäbe nur noch Gnade und gar kein Karma mehr. Es liegt noch immer in der Hand jedes Einzelnen, den Kelch in die eine oder in die andere Richtung zu wenden. Paul Brunton, der große Erforscher der östlichen Weisheitslehren, beschreibt in seinem Werk „Karma – Kette von Ursache und Wirkung" die Ambivalenz von Karma und Gnade auf sehr überzeugende Weise. „Stellte das unfehlbare Karma die einzige Kraft hinter dem menschlichen Glück und Unglück dar, dann stünde es um die meisten von uns

---

95 Persönliches Gespräch mit den Autoren.

schlecht. Wir verfügen weder über die Kenntnis, die Kraft, noch die Tugendhaftigkeit, viel guten Verdienst anzuhäufen. Ganz im Gegenteil, wir verfügen über all die Unkenntnis, Schwäche und Sündhaftigkeit, ganze Berge von Fehlern anzuhäufen. Aber die Mildtätigkeit hinter dem Universum ist dergestalt, dass wir nicht ausschließlich der Behandlung durch das Karma anheimgestellt sind. Neben ihm gibt es noch eine andere Kraft – die Kraft der Gnade. Beide Kräfte wirken zusammen, obschon niemand voraussagen kann, wie viel vom einen oder wie wenig vom anderen in einem gegebenen Fall zu Tage treten wird. Allerdings mögen wir der Realität und Aktivität der Gnade unumstößlich versichert sein. Gäbe es keinen endgültigen Weg der Befreiung von irdischer Knechtschaft, dann würde unser Vorrat an selbstverschuldetem Schmerz bei jeder Geburt in einem solchen Ausmaß anwachsen, dass er sich nie erschöpfte. Dann könnte uns unsere enorme Last karmischer Sünde niemals vergeben werden, und wenn er sich erst einmal im Bösen verlöre, dann wäre der Mensch auf immer verloren. Aber die Erlösung ist unser aller letztes Los und nicht das Monopol einiger weniger; und keiner wird von der Erlösung ausgeschlossen sein, denn wir alle sind im Kreis der göttlichen Liebe enthalten."[96]

Diese Überzeugung war schon den frühen christlichen Kirchenvätern in Alexandria zu eigen. Es war Origenes, der bedeutendste unter ihnen, der in seiner Lehre von der „apokatastasis ton panton" (de princ. III,6,6) die letztliche Heimkehr ALLES Gefallenen zu Gott lehrte. Wenn dies einst geschehen wird, werden auch alle Krankheiten von Geist, Seele und Körper endgültig überwunden sein! Bis zu diesem Zeitpunkt mag es noch ein langer Weg sein,

---

96 Paul Brunton, Karma – Kette von Ursache und Wirkung, Freiburg 1986, S.70

aber, wie eine alte Weisheit lehrt: „Auch eine lange Reise (zur Heilwerdung!) beginnt mit dem ersten Schritt."

DIE ANWENDUNG

Wie schon im Zusammenhang mit der Karma-Lehre, kann es auch beim „Elften Gesetz" keine praktischen Übungen oder Anweisungen geben. Die Erfahrung von Gnade ist immer individuell – und sie ist oft nicht einmal mitteilbar. Sie bleibt im Geheimnis, in der geheimnisvollen Beziehung zwischen dem Ich und dem geliebten göttlichen Du. Kein anderer hat diese wundervolle Beziehung zwischen dem göttlichen Geist und dem GOTTESGEIST tiefsinniger und poetischer ausgedrückt als Martin Buber. In seinem Meisterwerk „Ich und Du" legt Buber eindrücklich dar, dass man die Liebe nicht haben kann, da man den Geist nicht haben kann – da man Gott nicht haben kann. Liebe und Gnade geschehen. Sie geschehen, wenn man sich schenkt – in Hingabe, mit Bewusstsein und in Demut. Da das Geschöpf nie eins mit dem Absoluten zu werden vermag, bleibt vielleicht in Ewigkeit nur das Geheimnis der Begegnung zwischen dem Ich und der unendlichen Zahl der Du, um die unerschöpfliche Fülle des Göttlichen zu erfahren. In dieses Geheimnis zwischen Ich und Du gehört auf seiner tiefsten Ebene auch die Beziehung zwischen Heiler und Patient. Wenn ein Arzt, Therapeut oder Heiler in seiner Behandlung mit Liebe auf seinen Patienten zugeht, ist bereits ein wichtiger Schritt hin zur Gesundung geleistet worden. Dieses Vorgehen mag sogar bedeutsamer sein als die Behandlung an sich.

Es gibt ein berührendes Beispiel gelebter Liebe und vollkommener Verzeihung, das auf bewegende Weise die heilende Kraft dieser beiden Eigenschaften belegt. Der amerikanische Psychiater George G. Ritchie veröffentlichte in den achtziger Jahren des vorigen Jahrhunderts ein Buch über seine spirituellen Erfahrungen[97], in dem er auch ein Erlebnis aus seiner Zeit als Angehöriger der amerikanischen Truppen im 2. Weltkrieg berichtet. Ritchie kam mit einer kleinen Gruppe von Ärzten in ein gerade befreites Konzentrationslager in der Nähe von Wuppertal. Ihre Aufgabe war es, den Häftlingen umgehend medizinische Hilfe zuteil werden zu lassen.

Ritchie war zutiefst schockiert von den unfassbar unmenschlichen Zuständen im Lager. Was er dort zu sehen bekam, empfand er als schlimmer als alles, was ihm bisher im Krieg widerfahren war. Zwischen all den ausgemergelten, apathischen und völlig erschöpften Menschen traf er allerdings auf einen Mann, der sich signifikant von allen anderen unterschied. „Seine Gestalt war aufrecht, seine Augen hell und seine Lebensenergie schien grenzenlos zu sein", erinnerte sich Ritchie später. Da der Mann fünf Fremdsprachen beherrschte, fungierte er im Lager als eine Art Dolmetscher. Weil keiner der Amerikaner seinen Namen aussprechen konnte, er war ein polnischer Jude, nannte man ihn einfach „Bill Cody".

Dieser Mann arbeitete bis zu sechzehn Stunden im Lager, ohne sichtbare Zeichen von Erschöpfung zu zeigen. Dies wäre schon für einen völlig gesunden und ausgeruhten Mann eine beeindruckende Leistung, wie viel mehr erst für einen gerade befreiten KZ-Häftling. Anfänglich vermutete Ritchie, Cody sei vielleicht gerade erst ins Lager gekommen, fand aber dann heraus, dass Cody bereits seit Kriegsbeginn im Lager weilte. Sechs Jahre

---

97 George G. Ritchie, Rückkehr von morgen, Marburg 1984

lang hatte er dieselbe Hungertod-Diät wie alle anderen Häftlinge
gegessen und mit ihnen in den verseuchten und von Krankheiten heimgesuchten Baracken geschlafen – ohne die geringste
körperliche oder geistige Beeinträchtigung. Zudem fanden die
amerikanischen Soldaten schnell heraus, dass Cody von allen
Lagerinsassen als Freund geachtet worden war und bei Streitig-
keiten immer wieder versöhnend eingewirkt hatte.

Ritchie war fasziniert von Bill Cody, der ohne Zweifel ein ganz
außergewöhnlicher Mensch war. Erschüttert wurde er aber, als
Cody ihm die Erklärung für sein Wesen lieferte: „Wir lebten im
jüdischen Sektor von Warschau. Meine Frau, unsere zwei Töch-
ter und unsere drei kleinen Jungen. Als die Deutschen unsere
Straße erreichten, stellten sie jeden an die Wand und eröffneten
mit Maschinengewehren das Feuer. Ich bettelte, dass sie mir
erlauben würden, mit meiner Familie zu sterben; aber da ich
Deutsch sprach, steckten sie mich in eine Arbeitsgruppe. Ich
musste mich dann entscheiden, ob ich mich dem Hass den Soldaten gegenüber hingeben wollte, die das getan hatten. Es war
eine leichte Entscheidung, wirklich. Ich war Rechtsanwalt. In
meiner Praxis hatte ich zu oft gesehen, was der Hass im Herzen
und in den Körpern der Menschen anzurichten vermochte. Der
Hass hatte gerade die sechs Menschen getötet, die mir auf der
Welt am meisten bedeuteten. Ich entschied mich dafür, dass ich
den Rest meines Lebens – mochten es auch nur noch wenige
Tage sein – damit zubringen wollte, jede Person, mit der ich
zusammentraf, zu lieben."[98]

Es kann kein treffenderes Beispiel für die „Anwendung" des

---

98 Eine Zusammenfassung dieser faszinierenden Geschichte findet sich in:
Sergej Prokofieff, Die okkulte Bedeutung des Verzeihens, Stuttgart 1991
(Kap.3).

„Elften Gesetzes" geben. Allein die Liebe gab „Bill Cody" die Kraft und die innere Stärke, unter den absolut unmenschlichsten Lebensumständen an Geist, Seele und Körper gesund zu bleiben. Natürlich bleibt nur zu hoffen, dass Menschen niemals wieder in solche furchtbaren Umstände geraten mögen, um die Kraft der Liebe zu erfahren; aber als einzigartiges Zeugnis für die alles verwandelnde Macht von Liebe und Verzeihung wird die Geschichte des „Bill Cody" noch lange jedes mitfühlende Herz berühren. Sie belegt als gelebte Wahrheit die Behauptung von Caroline Myss: „Mit am wichtigsten für die Heilung des Lebens oder einer Krankheit ist der Glaube an die Bedeutung der Vergebung. Vergebung macht die für die Heilung notwendige Energie verfügbar."[99]

---

99 Myss, a.a.O., S.24

GOTT IST DIE LIEBE,
UND WENN ICH IN DER LIEBE BLEIBE,
BLEIBE ICH IN GOTT
UND GOTT BLEIBT IN MIR!

Das zwölfte Gesetz

WO LIEBE IST, KANN LEID NICHT SEIN

Genau genommen ist das „Zwölfte Gesetz" nicht das letzte in einer Reihe, sondern die Erfüllung und Vollendung der vorangegangenen elf anderen Gesetze. Natürlich haben alle großen Religionen und spirituellen Traditionen die Liebe in den Mittelpunkt gerückt, doch in dieser Form wurde das „Zwölfte Gesetz" zuletzt so prägnant von Krishnamurti definiert. Er erwähnte es in einer seiner letzten großen öffentlichen Reden, am 17. Juli 1985 in Saanen. Ein gutes halbes Jahr später verließ er seine irdische Hülle.

Freiheit war das Tor, das Krishnamurti für alle jene geöffnet hatte, die auf der Suche nach der Wahrheit waren. Wer es mit Demut, Achtsamkeit und Mitgefühl beschritt, betrat das Reich der Liebe, die einzige Welt, die Krishnamurti als wirklich erachtete. Liebe war die höchste Wirklichkeit – und damit auch die Quelle aller Heilung. Alle „Elf Gesetze der Heilung" finden in der Verwirklichung der Liebe ihre Erfüllung und offenbaren so ihre tiefste Dimension. Krishnamurti kreiste in seinen Reden, die er überall auf der Welt hielt, immer wieder um diesen Kern des Daseins. In allen Aspekten des menschlichen Lebens kommt der Liebe die Schlüsselbedeutung zu. „Wenn wir wirklich lie-

ben, wenn kein Gedanke, kein Beweggrund besteht, dann sind
diese Augenblicke da. Sie sind sehr selten; und weil das so ist,
klammern wir uns mit unserem Gedächtnis daran und schaffen
dadurch eine Schranke zwischen unserem täglichen Handeln und
der lebendigen Wirklichkeit. Zum Verständnis unserer Beziehungen ist es daher unerlässlich, zunächst einmal das zu erfassen, was
ist, die vielerlei fein angelegten Formen dessen, was in unserem
Leben geschieht; zugleich müssen wir uns darüber klarwerden,
was Beziehung im Grunde bedeutet. Beziehung ist Selbst-Offen-
barung. Da man diese aber nicht will, verschanzt man sich hinter
Behagen. Dadurch verliert jede Beziehung ihre Bedeutung, ihre
Schönheit und außerordentliche Tiefe. Wahre Beziehung kann nur
in der Liebe bestehen. Liebe weiß nichts von einem Streben nach
Befriedigung. Sie kann sich nur in Selbstvergessenheit entfalten,
wenn Verbundenheit entsteht, vollkommene Verbundenheit nicht
allein mit einem oder zwei Menschen, sondern mit dem Höchsten;
und diese tritt erst ein, wenn man sein Ich vergisst."[100]

Dieser zentrale Gedanke Krishnamurtis, der in seinen Reden
immer wieder variiert wird, spielt auch eine entscheidende Rolle
im Heilungsgeschehen. Alles Leben, selbst im verborgensten und
abgeschiedensten Kloster, ist Beziehung. Die bisher beschriebenen
Heilungsgesetze haben aufgezeigt, wie intensiv alles mit allem
verbunden ist. Durch unsere Beziehungen beeinflussen wir andere,
und die anderen beeinflussen uns – auf heilsame oder auf unheil-
same Weise. Um die Heilkräfte in der Welt zu verstärken, gilt es,
die Liebe im eigenen Herzen zu verstärken, denn nur auf dieses
kann jeder unmittelbar einwirken. Wer das eigene Herz zu heilen
vermag, heilt damit auch die Welt. Wahre Liebe kennt kein Subjekt

---

100 Krishnamurti, Schöpferische Freiheit, München 1956, S.142

oder Objekt mehr, sie verschenkt sich an alle Wesen in gleichem
Maße, und sie liebt ohne ein „Warum". Sie offenbart ihre innere
Ewigkeit und kennt kein Gestern und kein Morgen. Sie ist ganz
im Jetzt gegenwärtig, und in diesem Jetzt ist sie immer neu. Das
ergreifende Beispiel des „Bill Cody" hat vor Augen geführt, welche
Heilkraft freigesetzt wird, wenn man nicht an der Vergangenheit,
vor allem nicht an vergangenem Unglück oder Leid, hängt, sondern
im JETZT versucht, in der Liebe zu verbleiben.

„Liebe ist immer lebendige Gegenwart. Sie ist nicht „Ich will
lieben" oder „Ich habe geliebt". Wenn Sie die Liebe kennen,
werden Sie niemandem folgen; Liebe gehorcht nicht. Wenn Sie
lieben, gibt es weder Wertschätzung noch Geringschätzung."[101]
Diese Liebe ist so radikal wie jene, die Jesus von Nazareth in
der „Bergpredigt" verkündet hat – und sie ist ebenso heilsam.
Liebe ist einzige Heilung für eine Welt am Abgrund. „In dieser
zerrissenen, wüsten Welt gibt es keine Liebe, weil Vergnügen und
Begehren die Hauptrolle spielen. Doch ohne Liebe hat ihr Leben
keinen Sinn. Und ohne Schönheit ist Liebe nicht möglich. ...
Schönheit ist nur vorhanden, wenn Sie im tiefsten Herzen wissen,
was Liebe ist. Ohne Liebe und ohne das Gefühl für Schönheit gibt
es keine Tugend. ... Wenn Sie zu lieben wissen, dann können Sie
tun, was Sie wollen, dann werden sich alle Probleme lösen."[102]
Die Liebe ist der Schlüssel nach innen, der Schlüssel zum Altar
des Herzens; und auf diesem Altar steht jener Gralskelch, der
das heilende „Wasser des Lebens" enthält. Nur aus dieser inneren
Wirklichkeit heraus kann die letzte, endgültige Heilung gefunden
werden. Keine von außen kommende Kraft, keine Medizin und
kein Heiler können diesen individuellen und zugleich universellen

101 Krishnamurti, Einbruch in die Freiheit, Grafing 2010, S.97
102 Ebd., S.98

Transformationsprozess initiieren. Alle Anstöße zu dieser großen VERWANDLUNG können Hilfestellung und Anregung sein, den eigentlichen Prozess jedoch muss jeder Mensch ganz für sich allein durchlaufen.

„Der Liebe zu begegnen, ohne sie zu suchen, ist der einzige Weg, sie zu finden; man muss ihr unbeabsichtigt begegnen und nicht durch Anstrengung oder Erfahrung. Sie werden entdecken, dass eine solche Liebe zeitlos ist. Solche Liebe ist sowohl persönlich als auch unpersönlich. Sie gehört dem einen wie den vielen. Sie ist wie eine duftende Blume; Sie können ihren Duft wahrnehmen oder an ihr vorübergehen. Diese Blume ist für jeden da und besonders für den einen, der sich die Zeit nimmt, ihren Duft innig einzuatmen und sie mit Entzücken anzuschauen. Ob man ihr im Garten ganz nahe ist oder weit entfernt, für die Blume ist es das Gleiche, weil sie voll des Duftes ist und ihn für jeden verströmt. Liebe ist immer neu, frisch, lebendig. Sie hat kein Gestern und kein Morgen. Sie ist jenseits der gedanklichen Unruhe. Nur der unschuldige Mensch weiß, was Liebe ist, und der unschuldige Mensch kann in einer Welt leben, die ohne Unschuld ist."[103] Im ersten Satz dieses Zitates könnte man Liebe durch Heilung ersetzen und wäre dann bei jenen Heilungsberichten, die gerne als „Wunderheilungen" bezeichnet werden. Die Menschen, welche solche unwahrscheinlichen Heilungen erfuhren, hatten sie nicht mehr gesucht. Sie hatten keine Absicht mehr, sie befanden sich in einem Zustand völliger Hingabe. Vielleicht muss auch das gesamte heilerische Geschehen mehr in einen Rahmen der Hingabe einrücken. Wenn Eigenschaften wie Dienen und Dankbarkeit an die Stelle von Abrechnung und Anspruch treten würden, könnte ein tiefgreifender Wandel einsetzen.

---

103 Ebd., S.102

Diesen Wandel vonseiten der Gesetzgeber oder der Interessengruppen zu erwarten, wäre mehr als blauäugig. Die Veränderung kann nur von jedem Einzelnen ausgehen.

Auch ein spiritueller Lehrer wie Krishnamurti war natürlich achtsam und wach genug, um deutlich zu erkennen, wie weit sein Anspruch von der Realität abwich. Selbst sein engster Freundeskreis verstand die Tiefe seiner Gedanken nicht oder nur bruchstückhaft. Er sah sich, ähnlich wie der Dalai Lama[104], mit der Ohnmacht konfrontiert, seine Einsichten in das Geheimnis der Liebe nicht vermitteln zu können. „Entweder man liebt, oder man liebt nicht. Das kann nicht gelehrt werden."[105] Der Grund dafür lag wohl darin, dass für Krishnamurti die „Liebe außerhalb des Gehirns" lag. Damit entzog sie sich intellektueller Vermittlung. Ähnlich ist es mit der Begabung zu heilen. Man mag bestimmte Techniken erlernen, die menschliche Aura und ihr feinstoffliches Feld studieren oder die Funktionsweise der Chakras erforschen; aber dies sind alles nur Vorstufen. Die Heilungsgabe an sich ist ein Geschenk. Zuerst muss das kleine Alltagsego zur Seite treten, dann kann eine höhere Kraft zu wirken beginnen. „So ist Gott da, wenn Sie nicht sind. Wenn Sie sind, ist er nicht da. Wenn Sie nicht sind, ist Liebe. Wenn Sie sind, ist keine Liebe."[106] Auch in diesen vier Aussagen, aus denen eine tiefe spirituelle Verwirklichung spricht, könnten die Worte „Gott" und „Liebe" durch „Heilung" ersetzt werden. Solange das kleine Ich noch im Wege steht, kann sich wahrhafte HEILUNG nicht ereignen. Im echten Heilungsgeschehen muss sich der Heiler selbst völlig vergessen.

---

104 Im Gespräch mit den Autoren. Veröffentlicht in: Dalai Lama, Die Buddha-Natur, Grafing 1996
105 Krishnamurti, Über Leben und Sterben, Frankfurt 1998, S.17
106 Ders., frei sein!, Bern o.J., S.18

Selbstvergessenheit, Selbstlosigkeit oder Selbsthingabe sind die Schlüssel zur Heilung – und zwar sowohl für den Heiler als auch für den Patienten. In letzter Konsequenz ist es nur die LIEBE, die heilt. Sie ereignet sich, wenn der Behandler und der Behandelte nicht mehr wollen, sondern zulassen. Glücklicherweise ist dieser Prozess in unendlich viele Stufen unterteilt. Von der liebevollen Geste, mit der ein Hausarzt über ein aufgeschlagenes Knie streicht und seinem kleinen verunsicherten Patienten die Gewissheit vermittelt, dass „alles wieder gut wird", bis hin zur vollkommenen Hingabe eines Krishnamurti spannt sich ein weiter Bogen. Immer jedoch bleibt die Liebe die einzige Kraft, die zu helfen vermag, dass individuelle wie das kollektive Leiden der Menschheit zu überwinden. Liebe ist der Weg zur Heilung, zur endgültigen Erlösung; denn „zu lieben heißt, sich der Ewigkeit bewusst zu werden".[107]

---

107 Pupul Jayakar, Krishnamurti – Leben und Lehre, Freiburg 1988, S.246

DIE ANWENDUNG

Wenn ich die Sprachen der Menschen und Engel redete,
hätte aber die Liebe nicht,
wäre ich tönendes Erz oder eine lärmende Pauke.
Und wenn ich prophetisch reden könnte
und alle Geheimnisse wüsste
und alle Erkenntnis hätte;
wenn ich alle Glaubenskraft besäße
und Berge damit versetzen könnte,
hätte aber die Liebe nicht,
wäre ich nichts.
Und wenn ich meine ganze Habe verschenkte,
und wenn ich meinen Leib dem Feuer übergäbe,
hätte aber die Liebe nicht,
nützte es mir nichts.
Die Liebe ist langmütig,
die Liebe ist gütig.
Sie ereifert sich nicht,
sie prahlt nicht,
sie bläht sich nicht auf.
Sie erträgt alles, glaubt alles,
hofft alles, hält allem stand.
Die Liebe hört niemals auf.
Jetzt bleiben Glaube, Hoffnung, Liebe, diese drei;
doch am größten unter ihnen ist die Liebe.

1.Korinther 13,1-3,7,8,13

LIEBE UMHÜLLE MICH! LIEBE ERFÜLLE MICH!

Nachwort

Wir sind uns durchaus bewusst, wie unvollkommen dieses Buch ist. Es kann nur unvollkommen sein, weil das Thema „Krankheit und Heilung" so ungeheuer mannigfaltig ist. Im Grunde ist es so vielfältig wie die Zahl der Menschen auf dieser Erde; denn jedes Individuum verfügt über eine eigene Krankheits- und Heilungsgeschichte.

Natürlich kann mit Fug und Recht darauf hingewiesen werden, wie wertvoll doch die TCM oder wie spektakulär die Heilerfolge des Ayurveda sind. Und selbstverständlich sind die Schüssler-Salze etwas ganz Wunderbares und die Akupunktur ein Segen für die Menschheit. Auch Australische Buschblüten-Essenzen können sich in bestimmten Fällen als überaus hilfreich erweisen. Dies alles dürfte Ihnen, unseren Leserinnen und Lesern, in der Regel bestens vertraut sein. Daher ging es uns mit diesem Buch um etwas völlig anderes.

Die „Zwölf Gesetze" können vielleicht einen Rahmen abstecken, innerhalb dessen sich Heilung grundsätzlich vollziehen kann. Dabei verstehen wir, was hoffentlich deutlich geworden ist, das Wort „Heilung" in seinem ganzheitlichen Sinn. Den Kern des Wortes bildet das „Heil", was auch im Umfeld von *heilig*, *ganz* oder *gesund* betrachtet werden muss. Wer wahrhaft gesund, also *ge-heil-t* ist, der ist dies auf allen Ebene. Gesund zu sein meint nicht, keine körperlichen Krankheitssymptome mehr aufzuweisen. Ein wirklich gesunder Mensch ist heil in seinem Geist, seiner Seele und seinem Körper. Er schwingt im Einklang mit der Ganzheit des Lebens. Um diesen Punkt zu erreichen, wird der Einzelne viele Prozesse durchlaufen. Er wird auf diesem langen Weg Hilfestellungen und heilsame Behandlungen von unterschiedlichen Menschen mit unterschiedlichen therapeutischen Ansätzen erfahren. Diese sollten im Einzelnen nur sehr vorsichtig bewertet oder beurteilt werden. Wir haben in den vergangenen Jahrzehnten großartige Heiler mit wunderbaren Heilungen erlebt – und auch große Hilflosigkeit. Wir haben klassischen Medizinern viel zu verdanken – und wir haben furchtbare Behandlungsfehler gesehen. Dies alles führte uns zu der Einsicht: Der Geist heilt, wo und durch wen er will! Er bedient sich der wundersamsten Wege und der seltsamsten Methoden. Auch auf dem Feld der Heilung gilt die alte Weisheit: Gott schreibt auch auf krummen Linien gerade.

Daher möchten wir Ihnen mit diesem Buch Mut machen. Vertrauen Sie Ihrer inneren Stimme. Wählen Sie jene Ärzte, Heilpraktiker, Therapeuten oder Heiler aus, zu denen Ihr Herz Ihnen ein Ja gibt. Haben Sie Vertrauen in jene unsichtbare LEBENSKRAFT, die allein Heilung zu vollbringen vermag. Sie wird sich überall dort leichter zeigen, wo Liebe, Mitgefühl, Aufmerksamkeit und Achtsamkeit wohnen. Vermeiden Sie allzu hektische Betriebsamkeit und sehr kostspielige Behandlungen. Geist und Geld wohnen nicht im selben Haus.

Wenn Sie dem LEBEN vertrauen, müssen Sie auch dem Übergang in eine andere Form des Lebens nicht furchtsam begegnen. Der Tod ist ein Neubeginn in einer lichteren Wirklichkeit. Und bekanntlich „wohnt jedem Anfang ein Zauber inne", wie es uns Hermann Hesse gelehrt hat. Es kann nicht das Ziel medizinischer Anstrengungen sein, unter allen Umständen den Fortbestand einer Form anzustreben, die eigentlich längst ausgedient hat. Das LEBEN ist so viel größer als achtzig Erdenjahre.

Möge ein LICHT über Ihrem Weg leuchten und Sie jeden Augenblick bewusst erleben lassen. Er offenbart stets etwas Neues vom großen Geheimnis der Schöpfung, an guten und an schlechten Tagen – in Gesundheit oder Krankheit. Es liegt ein SEGEN über allem, das geschieht.

DIE AUTOREN

Dr. **Katarina Michel**, Jahrgang 1964. Nach der Promotion an der Universität Bratislava arbeitete sie mehrere Jahre als Moderatorin am damals noch tschechoslowakischen Fernsehen. 1996 gründete sie in Prag das Bach-Center. Seit 2005 leitet sie in Konstanz das Zentrum „Lichtwelten".

Veröffentlichungen:
Der Mutigen gehört die Welt (2009)
Wer liebt, hat mehr vom Leben (2010)

Kontakt: www.lichtwelten-konstanz.de

Dr. **Peter Michel**, Jahrgang 1953. Studium an den Universitäten Bonn und Freiburg. Nach der Promotion Gründung des Aquamarin Verlages im Jahr 1981. Zahlreiche Veröffentlichungen, darunter *Karma und Gnade* (1988), *Weltreligion* (2001), *Krishnamurti – Ein Mensch der Zukunft* (2007).

Kontakt: pmichel@aquamarin-verlag.de

Der Mutigen gehört die Welt
Katarina Michel
Ein Ratgeber für Frauen, die ihr
Leben in die eigenen Hände
nehmen wollen
Paperback, 124 Seiten
(ISBN 978-3-89427-478-8)

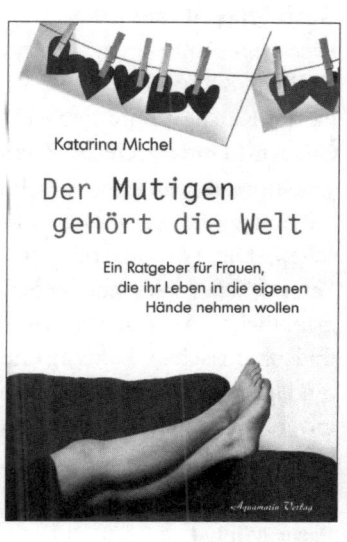

Immer mehr Frauen möchten ihr Leben in die eigenen Hände nehmen —
manchmal mangelt es ihnen nur an
ein wenig Mut, um dafür die richtigen
Schritte zu unternehmen. Dieses Buch
ist der perfekte Ratgeber, um mit Mut
und Selbstvertrauen den Weg in eine
neue, lebendige und selbstbestimmte Zukunft zu gehen. Es geht darum, sich offen und ehrlich anzuschauen und zu fragen: "Wer bin ich?"
und "Was will ich?" Wer diese Fragen für sich beantwortet hat, kann
dann als Nächstes fragen: "Mit wem und wie will ich meinen weiteren
Weg gehen?" Für die Beantwortung jener grundlegenden Fragen hält
dieser Ratgeber überaus hilfreiche Übungen bereit, die auf einfache,
aber effektive Weise dazu beitragen, sich selbst zu finden und dann
mutig dem eigenen Weg zu folgen. Jede Frau muss diese Fragen für
sich allein beantworten; denn sie allein ist für ihren Lebensweg und ihr
Lebensglück verantwortlich. Wer sich mutig dem Leben zuwendet, für
den hält das LEBEN wundervolle Überraschungen bereit!

Bücher aus dem Aquamarin Verlag

Peter Michel
Karma und Gnade
Über die Versöhnung von
Gerechtigkeit und Liebe
Paperback, 160 Seiten
(ISBN 978-3-89427-188-6)

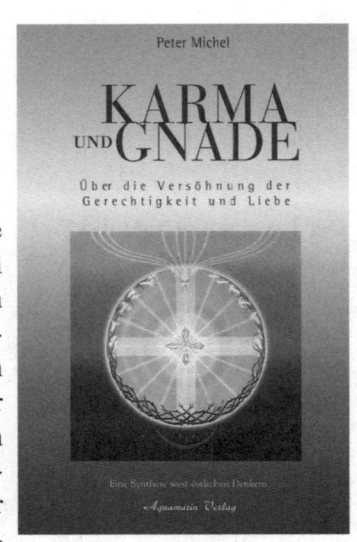

Ist die Karma-Lehre lieblos? Ist die
Gnaden-Lehre ungerecht? Diese zwei
großen Lebensfragen beschäftigen
seit einigen Jahren immer mehr Menschen. Die vorliegende Arbeit von
Peter Michel versucht, neben einer
gründlichen Analyse der historischen
und empirischen Fakten, eine Verbindung zwischen den nur scheinbar
unvereinbaren Weltanschauungen her-
zustellen.

Peter Michel
Weltreligion
Das Bewusstsein bestimmt
das gesellschaftliche Sein
Hardcover, 272 Seiten
(ISBN 978-3-89427-168-8)

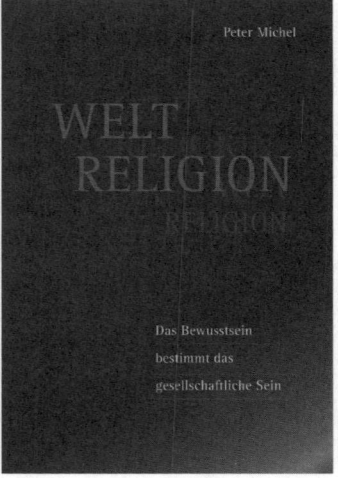

„Weltreligion" wird niemals eine Religion von Dogmen, Vorschriften oder
verbindlichen Lehren sein. „Weltreligion" wird die „Religion des Herzens"
sein, in der sich für jeden Einzelnen
der Pfad, sein Pfad, erst beim Gehen
erschließen wird. Aus dem Inhalt: Das
Absolute – Schöpfung oder ewiges
Sein – Die Entfaltung des Lebens –
Das Leben nach dem Tod – Reinkar-
nation – Karma und Gnade – Der geistige Pfad – Erleuchtung – Ethik.
Dargestellt in Hinduismus, Buddhismus, Judentum, Christentum, Islam,
klassischer Philosophie und esoterischer Philosophie.

Peter Michel
Krishnamurti – Ein Mensch
der Zukunft
Biographie
(ISBN 978-3-89427-374-3)
Hardcover, 250 Seiten

Eine Biographie über den radikalsten
spirituellen Lehrer der Neuzeit, die
eine Fülle bisher unveröffentlichter
oder unzugänglicher Quellen berücksichtigt. Aufgrund dieses neuen
Materials erschließt sich ein Zugang
zu Krishnamurti, der ein weitaus um-
fassenderes Bild seiner Persönlichkeit
zeichnet, als es die bisherigen Veröffentlichungen enthielten. Von seiner
„Messias-Periode" bis in die Zeit sei-

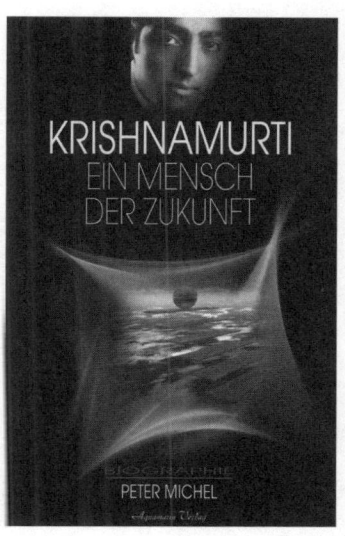

nes erleuchteten Wirkens im Alter schildert dieses Werk das einzigartige Leben eines erwachten Menschen, der mit Fug und Recht als
ein „Mensch der Zukunft" bezeichnet werden darf! Zusätzlich zu der
biographischen Abhandlung beinhaltet das Buch einen umfassenden
Überblick über die wichtigsten Lehren Krishnamurtis, so dass sich ein
Gesamtbild von Leben und Lehre dieses außergewöhnlichen spirituellen Meisters ergibt. Ein Werk, das aufzeigt, auf welchen wunderbaren
Wegen die GÖTTLICHE INTELLIGENZ durch einen Menschen zu
wirken vermag!

Bücher aus dem Aquamarin Verlag